スタンフォード大学
いのちと死の授業

スティーヴン・マーフィ重松
Stephen Murphy-Shigematsu

坂井純子・麻畠里子 訳

KODANSHA

はじめに　授業の前に

「みんな、死について考えたことある?」

二〇二三年の世界的大ヒット映画『バービー』では、ダンスの最中、主人公が突然友だちにこの質問を投げかけます。誰も考えたことのない質問に、皆が驚き踊るのをやめます。

あなたがいま、日本や米国で生活をしているとしたら、日常の生活の中で「死」というものを意識することは少ないかもしれません。

その昔、人々は死を人生の親密な部分として考えていました。しかし今日、私たちは死を否定する文化に生きています。私たちは子供たちを死から守ります。私たちは若さを称え、歳をとることを否定的に見ています。できるだけ死を遠ざけようとしています。

その結果、歳をとること、死というものをますます恐れるようになっています。そして死について考えないように、死の恐れから逃げようとして、自分自身をどんどん忙しくしています。愛を死によって失うことを恐れ、私たちは心を触れられないように守ります。

しかし、私たちが生きているということは、当然「死」を避けることはできません。私はむしろ死を意識するからこそ、生きることを真摯に考えるようになれるのだと思います。でしたら私たちが充実した生を送る最善の方法は、死を恐れ遠ざけることではなく、死と向き合うこと、死と友だちになることです。本書の授業の中でも詳しく触れるように、私は自らの体験、そして出会ってきた多くの素晴らしい人たちを通じて、それを学んできました。

私自身が死を意識することで自分の生き方も変わったのは、二七歳の四月のある寒い晩のことでした。当時私は、マサチューセッツ州のケンブリッジにある古い木造のアパートの三階に住んでいました。医学の憐みのなさに幻滅し医師になるという自らの定めを失い自分の人生の目的を感じられずにいたときでした。

私がいつものようにワインを飲みながらアパートでギターを弾いていたとき、何かが燃えている匂いがしました。私はドアを開けると、すでに階段が黒い煙でいっぱいでした。私はかろうじて建物の外に逃げ出しましたが、アパートは全焼し、全財産も失いました。でも私は生きていたのです！　私は焼け出されてすべてを失いましたが、一方でサポートしてくれる周囲の人の優しさに触れ、また自分たちのいのちのはかなさ、大切さを初めて学んだのです。

その火事の経験は、人生には自分のコントロールの効かないものがあるということ、私たちはそれとともに歩んでいくこと、一方でうまくいかないことを、自分の両親や社会のせいにするのではなく、自分の責任で行動し、変化を起こす必要があることを学びました。また、私のいのちは複雑に他の人たちのいのちとつながっていて、共に進むことによってのみものごとを成し遂げられるのだということに気づきました。

その後、私は人生で自分が果たさなければいけないことは何か、自分自身が受け取るメッセージに耳を傾け、人生を歩んできました。


私は長年取り組んできたマインドフルネス――この瞬間にいるという意識――の研究と実践もその一つです。

マインドフルネスを実践することで、一人ひとりが自分の生きがいを実感するものに焦点を絞ることで、より充実した生き方を学ぶことができるようになります。

そして二〇一三年からは、スタンフォードの学生たちにもマインドフルネスを基本テーマにしたコースを教えています（詳細は拙著『スタンフォード大学　マインドフルネス教室』講談社）。

私は今回、このコースで新しく「いのちと死」をテーマとするプログラムを開発しました。学生たちに死との向き合い方をレッスンすることで、彼らのその後の長い人生によりよい影響を与えることができると確信したからです。

スタンフォードという全米を代表する学生たちは、悩みなど無縁なキラキラのエリートの卵たちだと思う人も多いかもしれません。しかし実際には、彼らは常に多くのプレッシャーにさらされ、悩みながら、必死にもがいて生きています。本書では、そんな学生たちの悩みが赤裸々に語られます。そして学生たちが死と向き合うレッスンで、どのように変容していくのか、その軌跡を見ることができるでしょう。

授業をした二〇二二年は、二〇二〇年から続く新型コロナによるパンデミックで、多くの人が孤独感や喪失感に苛まれていた時期にあたります。そうした時期だったからこそ、彼らに今回のレッスンが、より響いたという側面もあるかもしれません。


本書で私は、スタンフォードでの授業を読者のあなたにお見せします。私たちが何を勉強し、どのように学び、どうしたらマインドフルネスをあなた自身の生活に応用できるかを示します。私はあなたに、私の学生たちがこのクラスで発見した「小さな奇跡」を見つけてほしいと思います。この小さな奇跡はコミュニティという環境の中で愛を実践するときに起こります。

また、それぞれの講義には、実際に授業で行ったものと同じエクササイズのコーナーを設けています。このエクササイズは最新の科学的研究に基づいて、私たちのウェルビーイング（健康的な充実した生き方）を向上させると立証されたものです。ぜひあなたも体験し、実感してみてください。

これからお伝えするレッスンが、あなた自身の旅の道しるべとなり、あなた自身を、そしておそらくは私たちの世界までも救うことになると私は信じています。

目次

第1講

私は死につつあります

最初の授業

「私は死につつあります」

そう言って少し黙ったあと、私はこう続けます。

「そして、皆さんもそうです」

それから意味ありげな間をおいて言います。

「それから、私は生きています」

「そして、皆さんも同じく生きています」

言葉と言葉の間の短い沈黙が、学生たちに沈黙はあってよいものだと――それは空ではなく、大きな意味を持つものだと知らしめます。

「私たちは今ここに集まり、この機会を自分たちの好きなようにできるという不思議な状況にあります。私はここにビギナーズマインド（初心）の精神で来ました。これは新鮮で新しいという思い、無限の可能性を持つ思いです」

「それを日本語では、「一期一会《いちごいちえ》」と言います――一回の瞬間、一回の集まりということです。これが人生で一度きりの機会だからです。もう二度と起こりません。だから私は、宝物かのように、この瞬間に参加しています」

こうやって最初の授業は始まります。当然、学生たちは困惑します。授業の展開として予期していたものが崩れ去って、混乱しています。普通の授業はこんなふうに始まりません。

どう感じていますかと私が尋ねると、彼らは笑って次のようなことを言ってくれます。


「ちょっと驚きましたけど、テーマへと導入して実感させるのにすごくいい方法だと、すぐ気がつきました」

「最初は落ち着きませんでしたが、その後、とても落ち着きました」

「教室に着いたときは気もそぞろで緊張していましたが、今は心がここに向いていて、次に何が始まるかを知りたいと思っています」


意外な始め方をすると、学生たちの注意を今この瞬間に向けさせることができます。時には、着物を着て、しばらく口を開かず黙って座ってみせるときもあります。それから日本語だけで話したりすることもあります。彼らを驚かせ、また喜ばせようと、授業アシスタントと準備したミニドラマを始めることもあります。学生は不確実さによる方向喪失のジレンマとコントロール感の喪失に直面するのです。これが自分の弱さ、感情をさらけだすことにつながり、新しい経験に心を開かせることになります。

この授業のテーマは「いのちと死」です。授業のはじめに、私はいきなり死につつあると学生たちに知らせることで、ただの抽象概念ではなく、具体的現実として、彼らの意識をテーマに向かわせることができます。私たちみんなが死に向かう途中にあることは事実です。また、私たちみんなが生きているのも確かです。私たちは死につつあり、生きています——それが人間のありようなのです。

学生たちに私が何者で、なぜここにいるのかを知ってもらいたいと言って、簡単な説明を始めます。私は人生がますます長くなるなか、自分が学んでいることを分かち合うことに意味を見出す者としてここに来ています。私はハートフルネスと呼んでいる生き方に取り組んでいますが、それはマインドフルネスに基づくもので、各個人のウェルビーイングを超えて他者への慈しみや奉仕に向かうものです。

学生を迎え入れる教室は、キャンパスの中心にあるハーモニーハウスと呼ばれる古い家の、暖かく居心地の良い居間です。授業をここで行うのがふさわしいのは、私たちは自分自身、他者、世界と調和することへと努力を向けることになるからです。ここはInstitute for diversity in the Artsの拠点となっており、アートは私たちの学びに不可欠なものとなりますが、それは特にサイエンスやテクノロジーが優先されるスタンフォードでは一層重要なのです。

私はアインシュタインを引用します。

「私たちが手にすることのできるもっとも美しい経験は、神秘的なものです。それは真のアートと真のサイエンスのゆりかごに立つ、根源的な感情です」

学生たちはさまざまな専攻からやってきます。私たちが行う学習は、科学的でもあり、芸術的でもあります。ここでは多様な形態の知を重んじると同時に、完全に知ることのできない神秘（ミステリー）にも敬意を払います。学生たちに対しては、授業が用いる方法や内容は科学的探究に基づいたものであること、またエビデンスに基づく論文が紹介されることを保証しますが、一方で授業ではアートを通した実践にもたくさん取り組みます。

アインシュタインはこうも言っています。

「情報は知識ではありません。唯一の知の源は経験です。知を得るには経験が必要なのです。純粋な論理的思考では、経験的世界（empirical world）の知識は得られません。あらゆる現実についての知は、経験に始まり、経験に終わるのです」

私は学生たちに自分を「ｓｅｎｓｅｉ」と呼んでほしいと伝え、この言葉が教師や医師や何かの巨匠たちを呼ぶのに使われていることを説明します。その意味は「先生」という漢字に表れています。「先」とは前のことで「生」は生きるということ、つまり、単に先を生きる者という意味です。それは人生を経験してさらにその道を歩みつつある年長者への敬意の表現なのです。

しかし私は、自分のことを「ｓｅｎｓｅｉ」と呼んでもらいはしますが、学生たちが出会う誰もが、彼ら自身も含めて先生であることを認識してほしいことを、彼らに伝えます。出会うどんな人からも何かを学ぶ可能性がありますし、一人ひとりが敬意に値し、その人にしかない知を持っています。このように知を共有していけば知は無限、拡張可能で、あらゆる人がそれを持ち、また共有することができます。ここでは共有することで、各部分を合計したよりも大きなものが生まれるのです。

私にとって、教えることと学ぶことは一緒に起こります。教えながら学び、学びながら教えているのです。自分をさらけ出すことは、他人や、学び、世の中で起きていることからの影響にオープンになることです。

学生に心を開くよう求めるためには、教師である私自身がオープンになり何かから影響を受けることによって、これまでとは違った考え方ができるようになることを示す必要があります。私の教師の役目としての責任と説明義務を果たしながら、同時に学生たちにとり自分自身をさらけ出す人としてのモデルになりたいと思っています。自分が学ぶ必要のあることを教え、自分の教えることを日常生活において具体化していきたいと思っているのです。

教室を学生たちが心から話すことができる場所になるよう、私が導きたいと思っています。私は合理的で論理的、分析的で批判的な対話の重要性を認めていますが、この教室ではそれとは違う種類の学びにも取り組みます――つまり、感情的で、具体的で、経験的なものです。教室を、論を述べたり、討論したり、あるいは話すための言葉で埋めるつもりはありません。本物の話し合いによってコミュニティが作られるのです。

私は学生に、言葉が出てくるまでの沈黙に対して我慢強くなるように、言葉の間や途中の沈黙に対して忍耐強くなるようにと伝えます。また、松尾芭蕉のことを話したり、「間」という漢字を見せたりします。間にある空間。太陽が差し込む門。光が入ってくる場所です。

偉大な俳人、松尾芭蕉はこう問いかけました。

「言い仰せて何かある」

一三世紀ペルシアの詩人ジャラール・ウッディーン・ルーミー（ペルシア語文学史上最大の神秘主義詩人。イスラーム神学の重要人物でもある）はこう書いています。

「私の中の神が言葉を発したことはない」

学生たちには、深い経験を言葉で表そうとしても結局は無意味なのかもしれない、しかし言葉にしようとし続けることは必要である、というジレンマについて、よく考えてもらいます。

アメリカ人学生はふだん、聴くよりも、話すことで褒賞を与えられています。そのため、議論したり、批判したり、弱点を見つけるのに十分な程度しか聞こうとしません。他の人より先に飛び込めるよう、話し手が一呼吸つく瞬間に耳を傾けます。私は「間」という言葉を、言葉や音符などの間にある空間のことだと教えます。「間」は音のない空間で、まばゆい光が入り込んだり出てきたりする、豊かな空っぽな状態なのです。

この教室では話す必要はないと伝えると、何人かは明らかにホッとした様子を見せます。それが教員から言われた一番驚くことのひとつだと、後から言ってくる学生もいます。ですが、これは彼らにとっての新しい経験なので、不安になる学生もいます。

また、「皆さんはよく話を聞き、そこに意識を注がなくてはいけません」と私が言うと、学生全員が頷きます。それは彼らが他の人たちに贈ることができるギフトです。この教室は思いやりのある傾聴の場所なのです。

私は「聴く」という漢字に、耳を傾けることの真の意味が表されていることを示します。まず耳があり、目もあります。コミュニケーションのかなりの部分が言語以外で伝えられるものなので、聴くことにおいては耳だけでなく、他の五感を使わねばなりません。「聴く」という漢字に口はありません。話したいという欲求のせいで、私たちの聴く能力が妨げられていることが多いからでしょう。

適切な質問をするべきときはありますが、相手の話がきちんとなされるように途中でさえぎるのは止めるべきです。「聴く」の中の「心」は、心を使って聴くことを伝えています。これが共感の基本で、相手の感じていることを聞くのです。そして、思いやりの基本で、相手の苦しみを和らげようと心を動かすのです。

祖母から学ぶ

「私は死につつあります」と告げるような奇妙なやり方で授業を始めるのは、現実に意識を向けようとしてのことです。私は私が知る限り死にかけてはいませんが、死に近づきつつあるのは間違いありません。死を意識することで生きることを学ぶことができる現実に、素早く取り組めるようにするため、私は日本人の祖母の話をします。祖母がくれた人生の教えは、自分たちの祖母から無条件に愛された経験のある多くの学生の心にまっすぐに届くようです。

二〇代の終わりに日本に戻って以来、唯一の男の孫だった私は、祖母のミツと親しい仲にありました。何年も一緒に暮らしたり、近くに住んだり、あるいはできるだけ訪ねて行くようにしていました。

最初日本に戻って一緒に暮らし始めたときの祖母はすでに、日本人女性の平均寿命に達していて、彼女の眼には死が近づいているようにみえていました。祖母にとって、それ以降なにもかもがギフトで、一日一日が生きて愛することのできる新たな機会でした。

次第に老いて、死が迫り、やがて亡くなるまでの長い期間を祖母に付き添うなかで、祖母の死は多くのことを私に教えてくれました。生き方と死に方についての教えは、一一一歳で祖母が生涯を終えるまで続きました。

私たちは数えきれないほどグッバイをしましたが、それは決まって同じで、ドアを出るときに、祖母が「もう会えないかもしれないねぇ」と言います。私はこれを聞くのが嫌で、ここでの別れはたいしたものじゃなく、きっとまた会えるというように振る舞いたいと思っていました。軽くなんでもないことにし、大げさで感情的なお別れを避けようとしたのです。でも心の奥底では祖母は正しいとわかっていたので、互いにグッバイを言うたびに私の心は痛みました。

祖母は自分がかなりの高齢であることや、私がしばらく来られないかもしれないことを直視していました。それから、これが会える最後となるかもしれないことも。この現実をあるがままに、恐れることなく、勇敢に見つめたいと願っていたのです。伝えねばならないことを伝え、感じるべきことを感じる機会にしたかったのです。彼女の言う「もう会えないかもしれない」とは、「今ここに自分を置いて、現実をしっかり見て、本当のことを言いましょう」という意味でした。

このマインドフルであり、生きていることを意識するという姿勢――これが祖母から受けた、もっとも基本的な人生訓です。祖母は勇敢に現実を見つめ、お互いにいつかは死ぬ運命にあって喪失は必然だと認めて、私たち二人が今という瞬間にいられるようにしていたのです。おかげで私たちは本当に重要なものを見て、それについて話すことができました。それはいつでも愛についてでした――どうやって愛とともに暮らし、愛を表現するか。

祖母は常に死のそばで生きているように見えました。彼女はよくこう言ったものです。「死ぬことは怖くないよ。いつ死んでもいいよ」。ときには、自分は死にたいけど神様がそうさせてくれない、と言うこともありました。私のカバンに、死なせてくれるものを持っていないかと尋ねたことさえあります。祖母にとって死は、自然で、解放を与えてくれるものなのだろうと私は感じていました。

私たちは皆、誰だろうと、今すぐにでも死ぬかもしれない可能性があることを知っていますが、ふだんはそれを頭から閉め出して暮らしています。不死の幻想を抱いて生きています。今日の私たちの文化は、死の恐怖を否定して、若さを賛美し、さらには死者がまだ生きているように見せる死体防腐処理の慣行さえも支持しています。

私たちは最期の時を病院や高齢者施設で迎えるのが一般的で、死んでいくことや死というものを、子供たちや家族のふだんの生活から遠ざけています。死を直視して、死について語ることから尻込みしています。医者にとってさえもそれが難しいのは、人の健康を守り生かし続ける仕事においては死を失敗と考えるからです。しかし、いつか私たちの肉体は壊れて戻せなくなり、私たちは死んでいきます。

祖母が比較的容易に死の現実を直視できたのは、もしかすると、死ぬ練習を何度もしていたからかもしれません。祖母には何度も、いろんな形で死にかけたことがあったのです。そして、精神的にはすでに死を経験し、そのうえで新しい人生を生きていると感じていたのかもしれません。

一緒に暮らしていたときは、祖母が一日のはじまりに仏壇にお祈りをするのを見てきました。そうやって祖先とつながるのだと説明してくれました。新鮮な水とお米、果物を祖先の写真の前に据えて線香をたくという、そのちょっとした行いによって先祖とつながっていたのです。

「祈りのときは何を考えているの？」と私は聞きました。

祖母は答えました。「もらったものへの感謝だよ」。

「でも、死について考えたりしない？」

「考えるよ、私ももうすぐ死ぬだろうって」

「そんなふうに一日を始めるのは憂鬱じゃないの？」

「ううん、いいことだよ。死について毎日考えるんだよ」

祖母がこのように育ったのは、彼女の祖父が家庭で武士の精神を教える人だったからだと、祖母は言います。死を意識することが武士道に根ざした生き方です。それは、死が現実であり、人々が常日頃からいつでもいのちを落とす可能性があることをもっと意識していた時代に培われたものです。


死の意識は、人生の単純な物事に感謝することを思い出させてくれます。感謝の気持ちを持つと、日常生活でもっと多くのことに気が付くようになるかもしれません。仕事をうまく遂行する責任を感じるかもしれません。死によって、自分が持っているものをより強く意識するようになると、人生をさらにしっかりと受け入れられます。そして、人生を愛すると、生活を支え維持するのに必要なありふれた活動が見えてきてそれを行うようになるのです。

エクササイズ

マントラはマインドフルな意識を作り出す、簡単な言葉です。いろんな表現をマントラとして使ってみましょう。そして、何度も何度も繰り返しましょう。

例えば、「毎日が良い日」や「宝物は私の掌の中にある」などです。

別の言語の表現が有効ということもあります（例：「一期一会」）。

写真、花、お香、形見などで祭壇を作って、毎朝、祖先への感謝を行ってみましょう。祖先のおかげで生まれたこと、彼らが一日を通して自分とともにあることなどを考えながら、そこで祈りの言葉を言ってみましょう。

ストーリーテリングの茶室

お茶は祖母の日常生活に欠かせないものでした。お茶はこの授業を導く基本精神を導入する良い方法だと考えた私は、学生たちに、この教室をストーリーテリングの茶室と考えてほしいと伝えました。茶室で私たちは、指針となる基本精神を実践し、続いてそうした行動を日常の中に取り入れるように励みます。この四つの基本精神というのが、「和・敬・清・寂（調和・敬意・清浄・静寂）」です。開かれた心、落ち着いた精神、清い意図を持って集い、私たちの間に調和を求めつつ、理解と受容によってお互いに敬意を払うのです。

茶室を見たことのない学生がほとんどなので、伝統的な茶室の入り口は、狭くて低いことを説明します。茶の湯を武士が利用する際、こうした入り口には明確な目的がありました。茶室に入ろうとすれば、武士は身に着けていた武具や刀を外す必要があったのです。これは一種、自分をさらけ出すことにつながります。そして、両手と両膝をついて、頭を下げて入らねばなりませんでした。これは、謙虚さを表す行為です。

茶道を知るには、一期一会を知らねばなりません。これが茶道の、また、人生そのものの核たる部分です。それは、今起こりつつあるのは唯一無二の瞬間であり、二度と手に入らないという意識です。真に「生涯一度きり」です。

茶道に関係するまた別の表現、「明珠在掌《みょうじゅたなごころにあり》」はウェルビーイングにも当てはまるものです。これは、「必要なものは、すべてもう私たちの手の中にある」という意味で、つまり、自分を幸せにする何かを外に探そうとするのではなく、内側を見つめ、すでにそこにあると気づくことができるというのです。

利休が茶の湯を発展させた一六世紀は、非永続性が人々の生活の現状でした。今日一緒に過ごした人が、明日は亡くなっているかもしれませんでした。この人に会うのはこれが最後かもしれないと知っていたからこそ、相手との時間を意味あるものにしました。今の時代、こうした暮らしをする人はほとんどいませんが、この茶道の本質を私たちの日常に当てはめて、毎日を、ひとつずつの出会いを、意味あるものにすることはできると思います。

映画『日日是好日《にちにちこれこうじつ》』(二〇一八年)は、毎日が良い日であると意識しようとする様子を映しています。雨の日の茶会の最中、雨がとつぜん激しくなります。その瞬間、光が主人公の典子の心に射し込み、彼女は部屋の中でこの大雨の意味を理解します。「毎日が良い日」なのだと。

季節のように生きるというのがメッセージです。雨の日にはあらゆる感覚でその雨を体験します。見て、感じて、匂いを嗅ぎ、音を聞き、味わいます。雪の日であれば雪を感じ、暑い日には熱を感じます。寒い日には寒さを感じるのです。どんな日だろうとそこにしっかりと意識を据えるこの暮らし方が、毎日を良い日にするのでしょう。
ペルシアの詩人ルーミーはこう書いています。

この人間であるとはゲストハウスであるということ。
毎朝、新たな到着があります……
誰が来ようと感謝しなさい、
どれもが送られてきたのだから
ガイドとして、遥か遠方から。

一日ごとになにか新しいものが私たちにもたらされます。何が起こるかを私たちは知りません。物事は突然起こり、それがまるで予想していなかったときということもよくあります。ある物事について備えることができたとしても、人生がもたらすもっとも辛いことのすべてに完全に心の準備ができていることなどありません。ただ、心をオープンにして受け入れるだけなのです。悲しみや困難であっても自分に送られたものを受け入れるようにならなくてはなりません。それは苦しみをもたらすかもしれませんが、同時に、新しい成長、新しい喜びに、私たちを準備させてくれるかもしれません。

茶室ではその大部分が静かに行われますが、私たちの教室はストーリーを共有する場所でもあります。私は、他の人たちの話に耳を傾けて、心を動かされたなら自分の話をしてほしいと学生に求めます。ここはストーリーテリングの茶室なのです。誰にでも物語があり、だからみんなが平等です。誰かの話が誰かのより良いということはありません。求められるのは、自分の本物の話をするオープンさだけです。

私は、映画『ラストサムライ』(二〇〇三年)の一場面を見れば、お茶のもつ深い意味を学生たちに理解してもらえるだろうと考えました。ここでは一人のサムライがあるアメリカ人兵士に武士道について教えています。

授業で見るのは、このサムライが、輝くばかりの美しさを誇る満開の桜を背景にして、次のように語るところです。

死を恐れたりしない、ときには死を望むこともある。
それは私たちのような者に訪れるものだ。
そこで私は祖先のこの地にやってきて思い出す……
この桜の花のように、私たちもみな死んでいくのだと
だからこそ、ひとつの息、一杯の茶、ひとつの奪う人生にいのちを感じること

それが武士の在り方
それが武士道なのだ

サムライ勝元によるこの鋭い言葉は、意識を今・ここに向けさせるものです。桜の花のように、人がここにいるのはほんの束の間です。「私たちはみんな死んでいく」という言葉を聞いて、私たちは、マインドフルになり、この瞬間に自分を置き、はかなくもろい生の現実のなかで憂いつつ、謙虚になるのです。誰もが死んでいくとの指摘からは、私たちが同じ旅と運命によって共にあるという、驚嘆すべき啓示が湧き出ます。死は誰にも訪れ、私たちはひとつであることを思い出します。

サムライは、生きるとは「ひとつの息、一杯の茶に、生を感謝することだ」と言います。このシーンを見ると、突然、死という暗黙の現実を見たような気にさせられます。私たちの生活の背景には常にこれが付きまといながら、私たちの幸福、正常の感覚、永遠の感覚を蝕んでいます。勝元はそれを明るみに出しています。

今この瞬間の貴重さに向けた彼の「一期一会」の感謝によって、日常の平凡な経験が稀少で貴重な生涯一度きりの経験へと変容します。私たちは目を覚まし、ビギナーズマインド（初心）をもって生き返り、初めて見るかのように物事を眺めるようになります。

意識がこのように変化すると、互いに対する見方も変わります。もはや関係がないかのように通り過ぎる人ではなくなります。私たちは世界に生まれついた瞬間から、生きて、死んでいくという共通した現実によって結びついています。共通理解、弱さ、集団運命の相互認識が、誰かと過ごす時間を喜びに満ちた貴重なものとなるのです。

私は、悲しみだけでなく、喜びや美しさも兼ね備えたすべてとして死に向き合うことが、よく生きる勇気を与えてくれると信じています。十分に生きるには、悲しみと喜びという現実の全体を認める必要があるのです。

祖先のことを思い出すと、自分が大きな人間の歴史の一部であることに気がつきます。こうした意識は、私たちをしっかりと大地に根付かせてくれます。自分がひとりではなく、自分の前にやって来て去っていった人がいるのを知るのです。私たちは、自分個人という孤立した存在をはるかに超えた何か・誰かに属しており、それとつながっていることを感じます。この真実を思い出せば、自分を自然の一部として捉えたり、現実に腰を据え、今この瞬間を生きていることへの満足を感じやすくなります。

祖母は、人は死に向かっており、いずれ死ぬということを意識することでマインドフルになりなさいと言っていたのだと思います。もうここにはいない祖先とつながっていることを忘れないでおく。私たちはみんなひとつであることを思い出す。そして、人間の存在の不思議を心に留めておく。死を重視することが、奇妙なことに、ビギナーズマインドや、人生へ新たに向き合うこと、そして、どの瞬間も人生で一度きりの機会だという一期一会の意識をもたらしてくれます。

マインドフルであれというこの教訓は、自分という存在の奇跡や人生の貴重さを思いながら一日一日を始めるよう私に言います。死について毎日黙想すると、不思議にも、より一層生きていると感じます。自分は常に死に近づきつつあると知ることが、自分の基本的生命力に気づく一番の方法なのです。自分を憂鬱にするよりも、さらに一日生きることに感謝することができるはずです。

これは仏教の知恵でありながら、西洋宗教の伝統の一部でもあります。「メメント・モリ」は、死んでいくことや死について書くことで、そこに注意を向けるという古代キリスト教のやり方です。これは「自分が死ぬことを忘れるな」という意味のラテン語です。驚くことに、日本では「すべての道は別れに通じる」と主張する同名のモバイルゲームによって、知られるようになりました。私たちの今の現実に似た物語の中で、地獄の業火で焼き尽くされた世界を狂気が掌握し、国家は滅びますが、人々はそれに気づきません。罪のない純粋な心を持つ魔女である少女たちがいて、希望の光が放たれています。この少女たちが、それが正しいことであると信じて、荒廃した世界を救い、闇から解放するために出発します。死の意識が彼女たちに行動する勇気を与えています。

私の心理学の研究でも、死を忘れないでいることの意義が強調されています。自らの死の必然性を意識するとき人は自分に優しくなり、人の役に立つようになる傾向があることが研究で示されています。親密な関係、より広範な社会的つながりが深まります。また、こうした状態のときには思いやりが深まり、人間の不完全さと苦しみにおいて他人とつながることが可能になります。

エクササイズ

息を吸って、心の中で言いましょう。

「桜の花のように、私たちはみんな生きている」

息を吐いて、心の中で言いましょう。

「桜の花のように、私たちはみんな死んでいく」

「I see you」

欧米ではマインドフルネスは個人で行うもの、自分のウェルビーイングのために一人で行うものと思われています。グループで取り組んでいるときも、自分自身に集中し続けます。しかし、実際のマインドフルネスはそれよりずっと大きなもので、他の人に対する意識を高めさせる力も持っているのです。そして、死の自覚は、周りの人々のことをさらに意識させてくれます。他人が持つ美しさや神聖さがわかるようになるのです。

私の祖母は散歩が大好きで、晩年においても、私たちは街を通って買い物に歩いて出かけたものです。彼女は知り合いに会うと、会話の最後は決まって「お陰様で」と言っていました。これは、自分の幸福のことでどれほど他人の世話になっているか、そのシンプルな素晴らしさを認める言葉です。相手は単に私たちを見て、私たちの存在を認識してくれただけだとしても、それ自体が大いなるギフトなのです。

祖母は人を見る力が非常に優れていました。そして立場を問わず人とつながる能力は、私にはいつも驚きでした。人は祖母に見てもらっていると感じたのだろうと思います。そして、私たちもマインドフルであれば、人のことが見えるようになるのです。

パンデミックのなかで、私たちは以前にまして孤独を感じ、つながりやコミュニティを切望している自分に気づきました。物理的分離や、ときには愛するものの死を強いられて、私たちは互いのためにここにいるのだという素晴らしい現実に目を覚まさせられています。そこで、私たちは自分たちが人とのつながりを大切にしながら、一方で関係を育んだり、感謝を伝えたり、誰かが日々してくれていることへの感謝を持たずに暮らしていることについて考えるのです。自分という存在がいかに他者に依存しているかを理解しつつあるのです。

それなのにつながりを築こうとしないで、日常生活の中で互いをやり過ごすような習慣にみんな縛られたままでいます——職場で、学校で、遊びで、家庭においてさえも。「こんにちは」や「元気？」と言うのもルーティンでしているだけです。目を見つめあうことはめったにありません。忙しすぎて、立ち止まって、やりとりしている相手と関わったり、よく知るようになるほどの時間がないと感じ、そのように行動しています。

相手を見るというのは敬意（respect）の基本です。そのことは、このrespectという言葉の語源であるラテン語のrespicereが、はっきりと見るという意味であることからも明らかです。見ているとき、敬意が払われているのです。私たちが誰かを見るとき、私たちはその人の人間性、つまり私たちに共通した人間性を見ています。そして、そこに共通した弱さを感じ取ります。するともう相手を無関心に、非人間的に扱うことはできません。本当に見ているとは、見ている側・見られている側の双方に元気と力を授けることなのです。

簡単な儀式を通してつながりを高めようと思い、始めたのが、相手を「見る」練習です。仕事でも、家でも、日常生活でも私はこれをやっています。ズールー語のサウボナに基づいた練習ですが、サウボナとは南アフリカの各地で使われている挨拶です。その意味は「私はあなたを見ています」で、これに対する返事は「私も見ています」や「私はここにいます」などとなります。

サウボナとは、私たちがこの瞬間にここに一緒にいる不思議さを称えた言葉です。同時に、古代の祖先とのつながりを示すものです。私たちは祖先を代表する存在です。彼らはいつでも私たちとともにあり、私たちは決してひとりではありません。「私」というのは実際には「私たち」を指すのです。「あなた」もまた他の人たちとの複雑な関係の一部をなしており、それは生者だけでなく死者も含むものです。あなたもまた、ひとりではないのです。

日常生活で行われているこのシンプルな挨拶には、深い意味が込められています。それは、自分にとって相手がいかに大切かを伝えることによって、私たちを結びつけてくれるものなのです。この癒しをもたらす仕草には、途方もない美しさがあります。お互いに、この瞬間どうやって助け合えるかを探ろうと、相手を招き入れているのです。

授業では、部屋を歩き回って、出会った人にちょっと目を合わせ、「I see you（私はあなたを見ています）」と挨拶します。相手は「I am here（私はここにいます）」と返答し、それからまた「I see you」と相手に返して、「I am here」という返事をもらうのです。別れる前にまた目を合わせ、そして次の人へと進んでいきます。

グループでサウボナを経験してもらうと、学生たちは相手とのつながりを感じたことにびっくりし、他人との間に築いていた壁をすぐさま、劇的に乗り越えていきます。そして自分の中とその場の雰囲気に温もりが生まれたのを感じ取ります。見てもらっている――敬意を払われ大切にされていると感じるのです。そして最後には、にっこりしすぎて顔が痛くなるのです。

言葉だけでは深く根差した問題を解決することはできませんが、言葉を発するときに真に心を開いて相手を見るなら、私たちは同じ人間だということに気づくでしょう。あるいは、「敵など存在しない」と知るのです。言葉はそうしたつながりを引き起こす儀式となってくれますが、大切なのはその瞬間に私たち一人ひとりが、どんな気持ちでいるかです。

サウボナ意識は、日常にも持ち込むことが可能です。マインドフルになり他人に気づくようにし、彼らの存在を認識するだけで十分で、言葉さえ不要です。サウボナの気持ちを伝えることを意識して挨拶すれば、何かが起きるかもしれない可能性に対して心をオープンにすることができるのです。

サウボナ意識は、穏やかで非暴力的なコミュニケーションを生みだし、公式・非公式の場面を問わず、また対個人であるか集団の中であるかを問わず活用することができます。家族を変える意識的な儀式として、自宅でもできます。相手に自分が見えているのは、気分が良いものです――自分が存在しているとわかります。

サウボナの日本語表現は「よろしくお願いします」です。これは自分を見てもらうこと、そして、相手の親切と思いやりによる恵みをお願いするものです。相手も同じ要望を述べて返します。そこにみられるのは相互の思いやりと博愛です。私たちが相互に依存し、互いを必要としているのを認めるものなのです。

相手を見るのは簡単ではありません。居心地がよくないという人も多く、それが怖いと認める学生もいます。私はそれは自然なことだと伝えています。これほど傷つきやすいレベルで誰かと結びつくことができるときは、本当に素晴らしい瞬間です。今では映画『アバター』（二〇〇九年）を通してその深さを知っている人がいますが、そこでは「私はあなたを見ています」とは「私はあなたを愛している」という意味なのです。相手を見るとはそれほど深いものなのです。

エクササイズ

友人と練習してみてください。

「I see you」

どんなふうに感じますか。相手はどんな反応でしょうか。

その人にも言ってもらってください。

「I am here」「I see you」

二人でどのように感じたかを振り返りましょう。

あなたは誰?

おそらく、私たちが死を恐れるもっとも深い理由は、私たちが自分が何者かを知らずにいるためでしょう。私たちは、自分には独立したアイデンティティがあると思っていますが、このアイデンティティは名前や学校、仕事、家族、友人、趣味といったいくつかの明白で確実なものに依存しています。ですが、私たちはそれだけなのでしょうか。それらを全部失ったなら、私たちは自分が本当に誰なのか少しでもわかるでしょうか。

自分自身をよりよく知ることで、私たちのウェルビーイングは高められます。自己発見の旅は人間の心のもっとも根源的な疑問、「私は誰?」から始まるのです。

授業ではまずエクササイズから始めます。最初はコメディ映画『Anger Management(邦題：

N.Y.式ハッピー・セラピー)』(二〇〇三年)のあるシーンを観ます。ここではある男性が、グループセラピーで「あなたは誰ですか?」と質問されます。彼は自分の仕事上の立場や会社を使って答えますが、どこで働いているとか職位では自分が何者かの説明になっていないと言われます。そこで、自分の好きなことに触れますが、趣味ではやはり彼が何者かの説明にならないと言われます。彼は自分の性格を、感じがよくてフレンドリーなどと説明しますが、それはあなたの性格だと告げられます。「私たちはただ、あなたが誰なのか知りたいだけなのです」。ついに彼は怒りを爆発させます。「何を言ってほしいのかわからないんだよ!」。

顔に笑顔が浮かんで実践の準備が整ったところで、エクササイズを行うために学生をペアにします。AさんはBさんに「あなたは誰ですか」と聞き、Bさんはこれに答えて同じ質問をAさんに尋ねます。Aさんは答えて、Bさんに「あなたは誰ですか」とまた聞きます。こんなふうに一〇分ほど続けます。他の質問をすることは禁止です。

最初は静かに始まりますが、笑いが起こるようになり、すぐに教室は刺激的な雰囲気になります。このエクササイズを彼らが楽しんでいるのは明らかで、本当の自分だけでなく、お互いとつながるためです。やめるのをためらう様子がよく見られます。

クラス全体に戻ると、「自分について何がわかりましたか」と尋ねてみます。

ジェリー「自分の所属や立場や業績などを言わずに答えるのは難しかったです。自分を説明する言葉がいつも同じで、自分が誰かをあまり明らかにしていないことがわかりました」

カリール「自分が誰なのかをよくわかっていないという困った現実を突きつけられた気がします。いろんなことを言いましたが、それで自分が誰かを本当に説明できたとは思っていません。ただ、そういうことを言うのに慣れていただけで」

ローレンス「私は家族との関連で自分のことをたくさん話し、彼らが自分にどれだけ重要なのかがはっきりわかりました」

ホリー「自分がどれほど自然について触れたかに驚き、自分は自然が大好きなことに気づきました。これは不思議なことです。自然に身を置く時間をとることはめったにしていませんから」

このエクササイズによって、学生たちは自分が誰であるかを知らなければならない、そうでなければ他の誰かがそれを決めるだろうと知ります。その人は必ず間違うでしょう。というのも、私たちは他の人が知り得ないような方法で、自分自身を知っているのですから。自分では気づくことさえできない部分が周りの人には見えることもありますが、自分が本当は何者かを告げる、自分だけに聞こえる内なる声が必ずあります。難しいのは、その声を聞き取り、耳を傾けられるよう、心を静めることなのです。

最近の心理学研究では、いかに努力しようと、自分が何者であるかを本当に知るようにはなれない可能性が示唆されています。しかし、自己を知って管理することは人間としての成長に非常に重要なことであり、私は学生たちに自己理解を追究し続けるように伝えています。

私はハーフムーンが描かれた、『When Half is Whole』という私の書いた本の表紙を見せます。もちろんそれは本当に半分の月なのではなく、ひとつの全体の月です。全体性というのがその本の執筆テーマであり、題名と画像は人間の成長のメタファーとなっています。自分が何者であるかは、私たちのどれだけが隠され、否定されているかによって複雑化しています。

私たちは人生をすべてを持った全体として始めますが、次第に砕けて、暗い部分が見えなくなります。自己の一部から私たちは切り離されてしまうのです。私たちの課題とは、そうした自分自身の部分を思い出し、見て、再びつながり、受け入れ、本来の全体へと戻って、いつでもなり得るはずの完全な人物になることです。自分のあいまいな本性の暗い部分や影を受け入れることで、私たちは光を知るようになるのです。

現在、ポジティブ心理学の一部では、幸せばかりにフォーカスするのではなく、自分の影の部分とつながることによって全体を見つけ出す重要性が支持されています。この暗い部分にあるのは通常私たちが負の感情とみなすものですが、無意識のものを意識化することで自己の影の部分を統合するのです。

幸福は苦しい思いや感情を避けることでは見つからないと、私たちは経験を通して知っています。幸福はそれらを経験し、認め、共にあろうとする気持ちの中にあるものです。自分の感覚と自分がいる環境をつなぎ、人生のありふれた物事に喜びと意義を見つけ、自分の価値観や目的を映すように行動する、そこに幸福が見つかるのです。

影の中には、幸せな記憶や楽しい経験もあります。ビギナーズマインド（初心）の感覚を与えてくれた物事のいくつかは忘れ去られているでしょう。それらは、ごく平凡ながら微笑みをもたらしてくれたり、あるいは笑わせてくれたものだったかもしれません。

影に隠れているのは、それまで抑え込んでいたり否定してきた自己の一部であり、私たちはそれを光の中へ連れ出したいと切望しています。それをあらゆる人との出会いに持ち込むと、そのときハートフルネスが生まれます。自分が自分自身でいられるときには、他人も自由になって自分自身でいられることを知るようになります。私たちと相手の間にある境界を越えられるのです。

自分の弱さをさらけだす危険を冒しても、心を開いて自分のすべてを相手に開示することができれば、仮面をつけずに相手とつながることが可能となります。その瞬間を相手に見せることで、他の人たちも同じく、自分を表現することを考えるようになるのです。

授業では、事前に学生たちには、自分が誰でなぜここにいるのか（この授業やこの大学、あるいは時間・空間の中で考えても可）を説明するのに役立つなにか思い出の品を持ってくるようにと伝えてあります。

それらは中央の床に敷いた布の上に置かれます。少しそれらを眺めます。すると、ある学生がそのうちの一つを選んで、なぜそれに惹きつけられたかを話し始めます。その話が終わると周りに目をやり、その思い出の品を持ってきた学生が受け取り、自分にとっての意味を考えます。

思い出の品の多くは、死に関係したものです。

ジャネット「これは祖母がくれたネックレスです。私は祖母も祖父もコロナで亡くしました。それを乗り越えられる日が来るのか、わからずにいます。二人が死にかけているのに、訪問が許されなくて、私たちはそばにいられませんでした。とても寂しかっただろうと思います。だからこのネックレスは祖母を覚えておくための一つの方法です。祖母が元気でまだ若かったときにくれたもので、その頃の祖母を覚えておきたいのです」

マリリン「これは母の指輪です。母は私が一四歳の時に乳がんで死にました。亡くなる前に自分の指輪をくれたのです。最初は嫌でした。それはつまり、母がもうすぐ死ぬということだったから。でも、後になってそれが母から贈られた一番貴重なギフトだと気がつきました。この指輪をすると、母と私が一緒にいるような、母が私の中でまだ生きているような感じがします」

アンドレア「私は何も持ってきませんでしたが、みんなとは私のタトゥーを共有したいと思います。高校の時、親友のサンドラと二人で同じタトゥーを入れようと決めたのです。私たちがとても仲良しで、永遠の親友という証でした。ですが、高校最後の年に、彼女は自殺しました。彼女を助けられなかったことを今でも毎日悔やんでいます。私をひとり置き去りにしたことに今でも時々腹が立ちます。でも、このタトゥーを見ると、それをしたときに感じていた親密感を思い出して、まだ愛はここにあるように思うのです」

ジュリアン「この写真は私の飼い犬のローバーです。私はひとりっ子で、六歳で横浜に引っ越したときには田舎出身だといって新しい学校でからかわれました。友達がいなくて寂しい思いをしました。しかし、両親が子犬をくれて、彼は私の親友、ずっと側にいる仲間になって、いつも一緒でした。今でもこの写真をどこへ行くにも持ち歩いて、彼がずっと一緒にいることを思い出しています」

学生たちは、互いの弱さの共有がもたらした親密さに満たされます。見知らぬ誰かに自分の柔らかな部分を見せることが、彼らを素早く結びつけるのです。もう見知らぬ誰かではないのです。

私たちの最初の授業は、考えを共有しあって終わります。

「もうみんなとつながったような気がしています。授業でこんな経験は初めてです。もうみんなのことを知っているみたいです」

「ここでやっていることに凄くワクワクしていて、次の授業も楽しみです」

「私にとってここは安全な場所で、自分のままでいてよくて、ストレスだらけの世界から離れて元気を取り戻し、自分を癒すことができるように感じます」

「ここにいる全員にとても感謝しています」

人々がコミュニティを求めて集う小さなグループにおいて、ホスピタリティを提供することが私のミッションです。ホスピタリティのラテン語起源はホスピタルやホスピスと同じで、「休息のための場所」を意味します。ここに集う人々は、共通した目的と連帯感を持ち、対等な地位にあります。弱さと謙虚さを持って、勇敢かつ穏やかにお互いと関わります。この私たちのコミュニティの基礎をなすのが意見とストーリーテリングを共有することから生まれる、相互への敬意です。

内省し、いのちと死について考えるのは、辛くて孤独な作業です。しかし、果敢に自分の内を見つめてみると、生きているとは、愛し、愛されることだということがわかってきます。あるがままの自分を受け入れたときには、自分の根源的な善や悲しみを耐え抜く力に気づいて、自分も他人も信頼できるようになります。

そして、こうした省察は、誰かと一緒に行うのが良いのです。自分の中にやすらぎが見つかると、一緒に作り出した共有空間に相手を自由に迎え入れて、好きに踊ってもらったり、歌ってもらったり、不安を持たずに自分の言葉を話してもらえたりできるようになるからです。一緒にいるということが、身の危険を感じるきついことではなく、居心地の良い開放的なこととなります。

傷ついた心が治癒を求めて集まるとき、自分が他の人たちをも癒していることに気づきます。そして、自分と他人への慈愛のなかにコミュニティを見出すのです。愛は自分の周りの至る所にあると知るのです。

こうした状態のときには、信念や信頼が自然と生まれます。ビギナーズマインドを持って自分が誰で、どこから来て、どこに向かおうとしているのかを自然に思い出します。自分が非永久的な存在で、束の間ここにいるだけということ、生きながら死に向かっていることを思い出します。そうなると、人生がもたらすすべての小さなことに対し、感謝を持って、一期一会の意識で暮らすようになります。

私は生きていることへの感謝を改めて持ち、自分とあらゆる人にとってのセーフプレイスになろうと努めています。世界の諸問題の解決にとってたいした貢献はできませんが、この授業を教えながら、私たちのコミュニティにセーフプレイスをつくることはできるのです。

第2講

私は息ができます

喪失を経験する

授業は、簡単なマインドフルネスの練習から始まります。まず目を閉じて、意識を自分の呼吸に向けます。息を深く吸い込み、そしてゆっくりと吐き出します。雑念が出てきても、空を渡っていく雲のようにそのまま流れさせます。私は瞑想中の学生たちに、心の中で自分にこう言ってごらんと話しかけ、導いていきます。

「ここにいても大丈夫。何も言わなくて大丈夫。何もしなくて大丈夫。ただここにいるだけで十分です。ただ自分でいるだけ、自分でいるだけで十分です」

「息を吸って、心の中で言いましょう。『私はここにいます』」

「息を吐いて、心の中で言いましょう。『不安を手放します』」

これを二、三度繰り返し、その後一分間沈黙します。

さて、準備が整いました。この授業が行われたのは二〇二二年の冬、何百万もの人がいのちを落とした世界的パンデミックの最中のことです。過去にも個人や集団や国が過酷な状況に直面してきましたが、このパンデミックにおいては、誰もが影響を受けました。これまでになく死が目に見える脅威となったのです。

こうした極端な状況にいること、過去に例をみない厳しい状況にいることを、私たちはいやでも認識します。数々の手に負えないグローバル課題を前に、もうすっかり投げ出して、人生も仕事も無価値だと言い放ちたいという気持ちになります。「私になにができるというんだ」「あきらめるしかないじゃないか」——そう小さな声が言っています。それでも私は、「自分は授業をしなくてはならない」と確信して行動します。自分にとっても学生にとっても、これまで以上に自分の授業こそ大切だと思えるからです。厳しい時代を切り抜けるのに、私たちには今こそ互いのサポートが必要なのです。

今はパンデミックによって誰もがこの状況にありますが、しかし、人はそれぞれ過去の自分を超えねばならないような状況に、生涯を通じて繰り返し出会うものです。

では、人生最大の課題にどのように取り組めばよいのでしょうか。苦しい時期をどうやって乗り越えればよいのでしょう。危機の最中に自分を変えるなんてできるのでしょうか。

そのためには、本当に大切なことが何かをはっきりさせることです。

二七歳の春、私が当時ひとり暮らしをしていたアパートが全焼しました。炎に包まれたわが家を深夜命からがら逃げ出した私は、全財産を失ってしまいましたが、なにが人生で真に大事かに気づくことができ、そこからそれまで想像すらできなかった生き方を始めました。それまでの自分を超える自分になったのです。

私たちにとっての最大の問題は、しばしば喪失と関係しています。どんな人の人生も喪失だらけです。例えば子供の時期を失う、加齢によって体力を失う、年とともに両親や祖父母を失うなど、自然な喪失というものもなかにはあります。あるいは希望や夢を失うといったこともあるでしょう。

他方で、子供の死、事故による身体能力の喪失、病気による健康の喪失のような予期せぬ喪失もあります。また、台風、地震、津波など、自然災害によって引き起こされるものもあります。こうした喪失は誰もが経験するというものではありません。

しかし、現在の新型コロナの影響はすべての人に及んでいます――皆が喪失に苦しんでいます。苦しみが大きい人もいれば、いのちが危険にさらされている人も大勢いますが、皆、じつに多くのものを失いました。希望や夢が閉ざされてしまいました。

オリンピック延期といった公的な喪失もありますが、個々の私的生活においての喪失もあります。私たちが日々の幸福に必要としてきたとても多くの物事が奪い去られました。普通の生活が戻りつつあるとはいえ、当たり前のように生活に規則性、正常さ、予測可能さを与えていた物事を失くしたのです。楽しみ、娯楽、気晴らし、あるいは生活のルーティンやリズムのために必要だったもののいくつかが失われました。

悲嘆にくれるのは当然です。ですが、私自身や数えきれない人々の経験を振り返ると、私にはこんな状況にも期待を見つけられるように思えるのです。喪失は私たちの目を覚まし、人生で本当に大切なものを気づかせるチャンスでもあります。生活の基盤としていたものがぐらつき始めると、私たちはとても弱い状態に置かれます。そんなときは不安から、慌てて、人間のもつ困難への魔法のような解決法を探したい気持ちになります。ですが、そうする代わりに、もし私たちが自分を信じ、自らの無力さを受け入れるのであれば、人生を良い方向へ変えていける可能性があるのです。

火事の後に私が発見したものは、大きな喪失に苦しんだ人々に共通するものです。人は変えようのないものを受け入れたときに、変えることができるものを変えようとする勇気が生まれます。自らの弱さを受け入れることで、人生をすっかり変えて、創造的に生きられるのです。もしかすると私たちに与えられる多くの困難、喪失、試練は、その後により大きなギフトを受け取れるようにするための手段かもしれません。大きな喪失を経験すれば、新たな発見に対してオープンになります。人生にとって本当に大切なもの、大切でないものを知り、意味と目的をもって生きようと心を決めた私たちが、知恵を見つけて、より豊かな生を送ることができるようになる可能性が開けるのです。

喪失は、新しい物事をビギナーズマインド（初心）で受け入れる余地を生みだしうるものです。どんな瞬間も人生で一度きりの機会だと感じられるようになり、一期一会という言葉の深い意味が、日常生活に染み込んでいくかもしれません——それは、受け取るものと与えるもののすべてに感謝し、特に何よりも人生という贈り物に感謝する気持ちです。私たちは、コンパッション（思いやり、慈愛）を抱いて自身を受け入れながら、同時に、より良い人間になろうと懸命に励むことができます。これがハートフルネス――すなわち、コンパッションと責任を同時に備えたマインドフルネスなのです。

私たちにできるのは、生きることに意味と目的を見出して、仲間たる人間への信頼を持ち、人生には生きる価値があると信じつつ、本当に自分に定められた人生へと変容することです。

ですが、こうした希望の兆しは、しばしば絶望の兆しによって壊されています。Volatility（変動性）、Uncertainty（不確実性）、Complexity（複雑性）、Ambiguity（曖昧性）のＶＵＣＡな時代において確実性を必死に探し求めるなかで、人々は敵と認識したものに対して怒りと憎しみを爆発させています。デマゴーグと権威主義的指導者を抱える私たちは、この世界の人々は目覚め、より良い世界を作るために変わりつつあると単純に主張するには、あまりに多くの狂気と悪の兆候を目にしています。

私自身は、希望を持ち続け、勇気を吹き込み、親切さや思いやりの必要性を養うために、私にできることをしなくてはならないという思いをますます強めています。自分の喪失に気づくためのエクササイズでは、教室を回って、各自が考えを共有しています。小さな喪失を持ち出す学生もいれば、深くて痛ましい喪失について触れる学生もいます。それからもう一巡し、それぞれ自分が得たものについて語ります。驚くことに、得たものの多くは私たちが失ったものと関係があるものなのです。

あなたが失ってきたものはなんでしょうか。

ウォーリー「私はコロナで二人の叔父を亡くしました。二人とも健康だったから、あんなに突然死んでしまったのはショックでした。ひとりはバスの運転手で、もうひとりのジョーおじさんはビルの清掃員でした。家ではできない仕事だったし、やめる余裕もなかったので、人の大勢いる職場に行かなくてはなりませんでした。ジョーおじさんのところは家族みんながコロナに感染し、いとこのひとりは今も症状が残っています」

ヤーロム「以前はレストランで外食するのが大好きでした。食べるのが大好きなので。コロナでお店が閉まった時はすごく残念でした」

テンジン「コロナにかかるといけないからと思い、祖母を訪問できませんでした。とても会いたかったです。祖母も淋しく思っていました」

ゲンキ「春に留学で日本に行くことになっていて、ずっと楽しみにしていたんです。でもパンデミックのせいで叶わず、日本で勉強するチャンスを失くしてしまいました。とてもがっかりしています」

ジョー「大した話ではありませんが、前はジムに行って運動しなくてはと思っていたんです。ジムが閉まってからは運動はやめてしまいました。前より飲むようにもなりました。ジャンクフードも増えました」

あなたが得たものは何でしょうか。

ウォーリー「もっと若いころはおじさんたちと距離が近かったけど、やや疎遠になっていました。亡くなってから、二人がどれだけのことを自分にしてくれたかに気づいて、今は感謝でいっぱいです。Zoomでのお葬式のときにはいとこに会って、子供のときによく一緒に遊んだことを思い出しました。僕ら、また会おうって決めました。変な話ですが、誰かが亡くなると、新しい形で結びついて、家族のその隙間を埋めようとできるのかもしれません」

テンジン「祖母を訪問できなかったので、前より電話をかけるようになりました。祖母と一緒に住んでいる姉が、Zoom通話ができるようにパソコンの使い方を教えたんです。前は、時間ができたら会いに行こうって思いながら、忙しくて無理だとよく言い訳をしていました。でも今は、毎週火曜日に電話をするよう予定を組んでいます」

ゲンキ「日本で勉強するチャンスは失くしたけど、自分は実際に準備ができていなかったことに気づきました。言葉や国についてもっと知っていれば、もっとよい経験ができると気がついて、それを頑張っています」

ジョー「ジムが閉じて運動はやめました。たくさん食べて体重も増えていきました。でも、ある日、愚痴だらけで、健康的な生活をしない言い訳ばかりをしていたことに気がつきました。ジムは他に運動している人たちがいたから刺激されてよかったけど、自分でやる気を出すことができるとわかったんです。そこでジョギングをはじめ、ウェイトを買って家で鍛え始めました。自炊もです。料理をし始めたら、それがいいんです！　近所のひとたちにつくった料理をあげるようになり、なかには私の料理にすごく感謝してくれる年配の女性もいます」

こうやって話し合うと、自分たちがいかに多くを失ったか、また、なかには大きな喪失を経験した人がいるということを皆が知ります。死と同じように、喪失や二度と手に入らない機会については、嘆き受け入れるよりほかありません。人生でもっとも辛い教訓のひとつは、私たちは失ってはじめてその価値に本当に気づくことができるということです。

私たちは、喪失で悲しんでいる相手に対し、なんと言ってあげればよいかわからなくても、耳を傾けることはできます。職業上、私は、ストーリーテリングを通して人は相手の喪失の経験に入り込むことができ、それにより有意義なサポートを与えられるようになるのを実際に目にしてきました。亡くなった最愛の人について語ること、あるいは、その人の死によって感じている自身の苦しみについて語ることは、悲しみの負荷を軽減してくれます。記憶を共有することで、失われたものが私たちの中で存在し続け、悲しみの激しさは深く愛した証拠なのだと思い出させてくれます。

ストーリーテリングを通じてコミュニティをつくると、暗闇の中で互いを導きあい、他の人の経験に刺激を受け、あらゆる人にとってのより多くのサポートと保護を求めて声を上げられるようになることを知ります。

人は誰もがとても孤独です。自分のことを語り、相手の話を聞くことで、お互いが、認識されていること、尊重されていることを感じることができます。こうして私たちは癒され、悲しみに満ちた経験を共有のものとして、耐え忍ぶことができるのです。

エクササイズ

コロナ禍であなたが失ったものはなんでしょうか。
あなたが得たものはなんでしょうか。

息ができない！

二〇二〇年五月、アメリカでジョージ・フロイドが一人の警官によって殺された事件も大きな影響を及ぼしました。「息ができない」と叫んでいたにもかかわらず、警官は彼の首元を八分以上にわたって膝で押さえつけたのです。映像がソーシャルメディアに流されると、数百万もの人々がこの恐ろしい事態を目にしました。二〇一四年に別の男性が、警察に殺される直前に同じ言葉を叫んでいたため、この言葉はすでに全米が知るものとなっていました。

学生たちはソーシャルメディアを流れる画像を見て、恐怖を感じていました。それまで否定してきた苦しみを実際に見て、目を覚まさせられた学生もいました。黒人の学生たちは自分たちのいのち、特に黒人の少年や若い男性のいのちの不安を感じて、ひときわ強い恐怖を感じていました。

ミシャはブラック・ライブズ・マター運動（ＢＬＭ〔黒人のいのちは大切〕運動）に携わっていたので、私は彼女に何が起きているのか説明してくれるように頼みました。

ミシャ「『I can't breathe!（息ができない！）』は、黒人への警察暴力に抗議するＢＬＭ運動のスローガンとなりました。二〇二〇年の殺害事件の後、この言葉が平和的デモで世界中の人々の掛け声となって、運動の規模が飛躍的に拡大したのです。どうしてこれらの事件によって、こんなに多くの人たちが抗議に加わったのでしょうか。どうしてこの言葉がそれほど深く響いたのでしょうか。

抗議活動は警察暴力に対する憤りを表しています。警察による過度な権力行使、特に黒人に対するそれに抗議しています。この残忍でいのちをも奪いかねない扱いは、私たちの人間性を侵害しています。一部の人への軽視は、すべての人への暴力です。非人道的な扱いは私たちすべてを貶めるものですから」

私は呼吸の意味、そして「息ができない」が人間の根源的ニーズを表す言葉であることについて話すことにしました。

呼吸は人体が存在するうえで必要です。息ができなければ、私たちは死にます。黒人に限らず、呼吸できていないように感じている人は大勢います。「息ができない」は、警察や経済システムが私たちを窒息させているという、抑圧と恐怖のメタファーとなっているのです。

さらに考えるなら、息には深い意味があります。西洋の宗教において、息は神とのもっとも直接的なつながりです。聖書の序盤では、人の創造の物語が語られます。「主なる神は土のちりで人を造り、その鼻にいのちの息を吹き込みました。そうして人は、生きる者となりました」(『創世記』二章七節)。神の息が人間の本質である生命を造り、土が人間の地球上での姿になります。生命のラテン語の語源は、呼吸を意味します。

陰陽の相互作用を基盤とする中国の道教では、原始のエネルギーを「気」と呼んでいます。呼吸を意識して、深め拡張するテクニックを用いることで、意識の状態を拡大します。意識にはさまざまなレベルがあり、その大半は瞑想によってのみ到達することができますが、この瞑想を助けるのが呼吸です。瞑想、気功、ヨガなどはいずれも呼吸から始まります。

「息」という漢字には、その意味の深さが示されています——自己と心です。息は人間である私たちの存在全体を象徴するもので、私たちの生命とのつながり、人間を超えた世界も含んでいます。

BLM運動が基盤としているのが、政府が国民を暴力、病気、死から守れなかったという、一般に広まっている強い思いです。多くの人が自分の弱さを認識し、力を求めてつながろうとしているのです。共に抗議することは、呼吸したい、生きたいという願望についての集団で肯定する行為なのです。

コロナウイルスは肺を攻撃します。感染すると人は呼吸ができません。息をしようとする闘いは、生きることを求めた闘いです。生命を永らえさせるには人工呼吸器が必要です。呼吸ができなくて人が死んでいくイメージは、「息ができない（I can't breathe）」と訴えながら亡くなった黒人男性たちへの感情移入へとつながりました。誰だろうと呼吸が奪われる病気になりうる今、多くの人が、黒人が首を絞められて死んでいる状況に共感するようになったのです。

ヘンリー・デイヴィッド・ソローは、「私は本当に目覚めている人を見たことがない」と書いています。私たちはふだん、自分の周りの苦しみに無感覚となって、万事順調であるかのように生活を送っています。しかし、健康危機と経済危機は、精神の危機まで招いてきました。多くの人が目覚めつつあります。生きることの一部は私たちの人間性が尊重されることで、より多くの人が、すべての人の人間性が尊重されるように声をあげています。

大小を含むさまざまな喪失のこの時代に、人々は悲嘆と悲しみから生まれる希望、痛みから立ち上がる生命力もまた感じています。このエネルギーは叫んでいます。「生きたいんだ！　息をしたいんだ！　首からその膝をどけてくれ！　抑圧するのは止めてくれ！」。

私たちは自分自身でありたい、本当の自分でいたいと思っています。皆、息をしたいのです。誰もが意味と目的を持ってより充実して暮らしたいのです。誰もが幸福で自由でいたいと願っているのです。

さらに、生きていることを意識するようになると、こんな疑問が湧いてきます。自分はうまく生きられているだろうか。この問いを今、多くの人が持っています。私たちはどうすれば呼吸のひとつひとつにいのちを感じられるのでしょうか。

世界で多くのことが起こるなか、学生たちは自分の生活に、この授業に集中する方法を知りたいと思っています。私は呼吸に集中するように言います。そこから始めましょう。

エクササイズ

呼吸に意識を集中してください。吸い込むたびに、「息ができます」と心の中で言いましょう。二、三秒息を止め、それから吐き出しましょう。吐き出すたびに、心の中で「息ができます」と繰り返しましょう。

一分間繰り返した後、目を開けて、いのちを与えられたことに感謝しましょう。

コンパッションに目覚める

暗い時代にあって誰でも助言を得たいと望んでおり、宗教的教えや実践にそれを見つけることがあります。次の古代のユダヤ教の祈りでは、ラビであるヒレルが三つの問いを与えており、それに答えるとき、私たちは自分や他者を気にかけながら責任ある振る舞いをし、豊かな生き方をする方法を学ぶことができます。

私が私自身のために存在していないなら、誰が私のために存在しているのか。

私が私自身のためだけに存在するなら、「私」とは何者なのか。

そして、もし今でなければ、いつだというのか。

「私が私自身のために存在していないなら、誰が私のために存在しているのか」——これは、私たちは別個の存在であり、結局は自身の人生に責任があることを述べています。人生はひとりで歩まねばならず、誰も私たちの人生を生きることはできないと思い出させます。他の誰にもできないのだから、自分自身で生きる意志を見つけなければなりません。

パンデミックは生活を脅かし、自然な生存本能を呼び起こします。自分自身のために存在するとは、自分の人生で積極的に行動するということで、受動的に他者に従ったり、依存したり、他者を非難することではありません。人生の目的と価値を肯定するように行動する力が自分にあると、感じることなのです。

私たちそれぞれが、二つとない独自のものを持っています。それが、私たちがこの体に存在している理由です。もし私たちが二つとない自分であろうとしないなら、私たちは何者なのでしょうか。

自分のために存在するという考えは利己的に見えるかもしれません。しかし、他者を愛しながら、自分自身も愛することはできます。イエスは他者を愛することを説きましたが、同時に自分自身を愛するように教えています。「あなたの隣人をあなた自身のように愛せよ」は、自分を愛することが他者を愛することと同じように徳のあることだと明白に伝えています。

コンパッション（思いやり、慈愛）の根源は、他者とともに感じたり、ともに苦しんだりすることです。しかし、さらに古いセム語の語源では子宮を意味します。赤ん坊を養うために母親は自分を気遣う必要があるのと同様に、他者を大切にできるよう、私たちは自分を大切にしなくてはなりません。

「私が私自身のためだけに存在するなら、『私』とは何者なのか」——これは、私たちが自分自身だけを大事に思うなら、ほとんど人間とは言えないことに気づかせてくれます。私たちは他者とのつながりの中に意味を見出しますが、そこには相手の苦しみも含まれます。

人間であることがどういうことかと考えるなら、「人間」という漢字の中に、人間であるとは他者との関係の中にあることと知ります。私たちは他者から生まれます。他者は、幼児期には私たちの生命を守り、また生涯を通じて、育み、サポートしてくれます。私たちは日々、数えきれないほど多数の人々のおかげで暮らしています。私たちの健全で幸福な生活は、他の人々の仕事や愛に依拠しているのです。他の人々の役に立つことに私たちは意味を見つけます。

最後の一行、「そして、もし今でなければ、いつだというのか」というのは、自己実現のプロセスを成就するための重要なステップです。私たちは過去や未来には実に多くのエネルギーを費やしますが、現在に費やすのは非常にわずかです。過去や未来に存在するのは、考えるということであって、行動することではありません。私たちは人生の大部分が、やらなければならないとわかっていることを実際に行うことに存在していると、知っています。起こるかもしれないものに対する恐怖に阻害されてその場で凍りつき、行動しない言い訳を頭の中で反復し何度も使っています。決然と行動する勇気が私たちに必要なのです。

「今でなければ、いつだというのか」とはつまり、「先送りをやめなさい。先延ばしをやめなさい。今やらないなら、いつするの？」ということです。考えるのをやめて、先に進むことを決め、「今」行動せねばならないときがあるのです。

本当の自己を認識しつつ、今この瞬間をマインドフルに生きることから、ハートフルな生き方が始まります。自分自身にも他者にも思いやりをもち、自分の心・体・精神を大事にしながら、他者が必要としていることに応じることができます。また、自分の健全な幸福と、コミュニティのより大きな幸福に責任をもつこともできます。必要とされていることを知るだけでは十分と言えません。行動が必要です。継続的に、執拗に。そうでなければ、何のための人生でしょう。そして、もし今でなければ、いつだというのでしょう。

私たちは皆、思考と感情の混乱した複雑な世界に暮らしており、常に忙しく、内なる自己から切り離されています。ですが、ペースを落として自分に集中してみると、ビギナーズマインドを持って意識を心に向けることができます。そして、私たちは自分が本当は何者で、何をするためにここにいるのかをより理解することができるのです。

マインドフルネスは私たちの自分自身への集中を高めてくれます。それにより、リラックスできるようになり、ストレスが減少します。気づき、目覚め、注意深さ、受容が高まります。この自己集中が生産性の向上をもたらし、より多くの達成と成功を導きます。また、自分自身をよりきちんとケアすることで、健康や幸福が増すかもしれません。

しかし、心に従うことにはそれ以上に、ヒレルの二番目の問い、「私が私自身のためだけに存在するなら、『私』とは何者なのか」への答えとなりうるかもしれません。マインドフルネスがもたらす気づきにより、お互いの人間的な苦しみを通して、私たちは思いやりをもつようになり、他者とつながり始めます。コンパッション（思いやり、慈愛）のラテン語起源は他者とともに苦しむことを意味します。「優」という漢字には、「人」と「憂い」というラテン語のルーツと同じような意味が存在します。苦しみを分かち合うことで、人は他者とつながるのです。死んでいくときでさえ、コンパッションは誰かと一緒にいるという状態に大きな慰めをもたらします。

アメリカに禅を広めた日本人僧侶、鈴木俊隆はこう述べています。

「心が空っぽなら、何が起こっても大丈夫。何でも受け入れられるから。初心者の心は思いやりの心です。心に思いやりがあれば、それは無限です……。そのとき、私たちは常に自分に正直で、あらゆる存在に共感し、また実践することができます」

『チベットの生と死の書』のなかで、ソギャル・リンポチェは、誰もが生きて死につつあることを意識しながら自分の弱さを経験することが、どのように思いやりを目覚めさせるかを記しています。弱さを知ることは、悟りの種です。弱さを知ることで私たちは、心が築く境界を越えて見ることができ、あらゆる生物が見事なほど相互につながっているのを感じられるようになるのです。死を意識するところから、思いやりは生まれてくるのです。

私たちがともに死に向かっているという現実に直面するとき、一瞬一瞬や個々の存在のはかなさと尊さに、燃える胸が張り裂けんばかりの気持ちを持ち始めます。そして、ここからあらゆる存在に対する深く、明確で、無限の思いやりを育むことができるのです。

エクササイズ

次の問いを自分に投げかけ、どんな考えが出てくるかをみてみましょう。
「私が私自身のために存在していないなら、誰が私のために存在しているのか。
私が私自身のためだけに存在するなら、『私』とは何者なのか。
そして、もし今でなければ、いつだというのか」

七転び八起き

自分のため、人のために行動を、それも今すぐやろうと考えたとき、何が私たちの行動を導くのでしょうか。この話をするために私は授業にだるまを持っていきます。仏教の僧侶である菩提達磨が、「七転び八起き」という生き方の意味を見せてくれる、このだるまという人形の元となっています。だるまは倒れると必ず跳ね起きます。この人形のように、私たちも七回倒されて八回立ち直るでしょう。人生には私たちを転ばせるような苦難がありますが、乗り越えて立ち上がり、前に進まなければなりません。

人生経験は限られていますが、私の教えるスタンフォードの学生たちは、あるスキルを極めることにその若い人生の時間を集中的に注ぎ、それが報われて、成功や成果を手にしてきました。彼らは学業、スポーツ、その他の自分の活動が認められる分野で優秀な成績をおさめるために、粘り強く努力しているのです。

私はこの精神を母に見ながら育ちました。母はいつも一生懸命に働き、立ちはだかるどんな障害も乗り越え、仕事でもどんどん上へとあがっていきました。そんな母が、今は骨粗鬆症《こつそしょうしょう》です。時には転んで骨を折ります。痛み、不快感、障害が生活の一部です。長期にわたる回復とリハビリの生活です。しかし、母は決して不平を言いません。威厳をもって痛みをこらえています。転ぶたびに立ち上がり、前へと進むのです。人生の不公平や不親切さに泣き言を言っても仕方ありません。時には思わぬこと、望まぬことが起こりますが、ただ受け入れて、できることをしていくしかありません。何度倒されても、もう一度立ち上がるのです。人生では何度も何度も転ぶかもしれませんが、立ち上がってまた挑戦し続けるのです。

私は、特に暗い時代には、「七転び八起き」という言葉の意味を思い出します。人生に手っ取り早い解決策はなく、真に価値のあるものは必ず苦闘と忍耐を要します。通常、成功が突然やってきたり、保証されていたりすることはありません。大切なのはただひたすらベストを尽くし、やり通すことです。

困難を乗り越えて回復する力を意味する「レジリエンス」は、「頑張る」という精神に表されるように、日本の文化や人生への取り組み方に深く根付いています。頑張るとは、終わるまで粘り強くひとつのことに取り組み続けること、成功を得るまで努力し続けることです。仕事で「全力を尽くす」ことや、スポーツ大会や試験勉強で「戦え！」「あきらめるな！」と励まし、日常では「頑張って」という言葉がよく使われます。勝てなくてもよいのですが、あきらめてはいけないのです。

頑張るという精神は、じつは内側から生じるもの——内発的動機によるものです。自分のため、人のために、堪えてベストを尽くすのです。

私が「できない」と不平を言うと、祖母から「気が小さい」と言われました。私が臆病になっているので、挑戦するべきだという意味でした。私は、自分も両親も失望させたように感じましたが、祖母は決して私を失敗者のように扱いはしませんでした。戦う勇気が見つかるよう、私をひと押しするためにからかったのです。祖母のやり方は誰にでも心理的にベストだという訳ではないでしょうが、私には効果がありました。

転ぶことは失敗ではありません——失敗はしゃがみ続けることです。自然災害であれ人災であれ、倒れることは人生のサイクルの一部です。転ぶのを恐れていると、自分の夢を抑え、高く飛ぶ代わりに、地表近くで安全に暮らすことを選ぶようになります。しかし、また転ぶかもしれないと知りながら、立ち上がるのを選ぶことだってできます。自分の人間としての可能性に応え、自分や、世界を変えるには、これが唯一の方法なのです。

なぜ人は立ち上がれるのでしょう。それは人にはレジリエンスがあるからです。このレジリエンスは身につけられる能力で、筋肉のように鍛えて強化することが可能です。心構えや選択を少し変えるだけでレジリエンスは増します。

私たちは倒れた瞬間ばかりに意識を向けがちですが、意識的に、自分が立ち上がった時に注意を向ける必要があります。心理学的に、悪い記憶を完全に拭い去ろうと必死で取り組むよりも、人生における力とサポートの元である、心にある良い記憶に集中するほうが良いのです。

そのためには、三つの重要なつながり――自己、他者、自然――を日々振り返ることで、私たちは力を得ることができ、レジリエンスを高められます。そのコツをここに紹介しましょう。

自分自身とつながる方法のひとつが、何か意義ある行動をしようと決めることです。家事の手伝いなど、小さなことでも感謝を込めて行うと、自分を現実に根付かせることができ、自分の体、心、周りの世界との結びつきを感じることができます。また、日毎、多くの小さな選択に向き合うことでも、自分自身とつながることができます。その都度、自分に尋ねてください。

「これは自分の役に立っているのか、それとも自分をダメにしているのか」

こう問うことで、散歩に行くべきかどうか、もう一杯飲むべきか、もう少しテレビを観るか、その他一日を通して行う小さな決定をする際にも、正しい選択がしやすくなります。

もうひとつの役に立つ日常的な実践が、他の人とつながるなにかを意図的に行うことです。社会的関係はレジリエンスを築くうえで非常に重要なファクターです。物理的に一緒にいなくても、この世のどこかにあなたのことを思い、あなたの幸福を願ってくれる人がいるとわかっていることが、あなたの健康と幸福を増進するのです。

友だちや愛する人のちょっとしたサポート行為も、直面する課題にひとりで格闘するのに比べたら回復力を増すことをずっと容易にしてくれます。

神秘性（ミステリー）とのつながりを育むことも、レジリエンスを高めてくれます。先祖とつながることから一日を始める練習を日々行うのは、特に意味があります。仏壇、神棚、自分で作った小さな祭壇などでお祈りやお供えをするのも良いかもしれません。自然の中を散歩したり、植物への水やりも良いでしょう。あるいは、ヨガや気功、このほか呼吸や体に意識を向けるのに役立つどんな運動も良いと思います。

自然が持つ治癒力は、世界中の多くの人にとって古代の知恵であり、自然は単に楽しむだけのものではなく、神の生命エネルギーとつながる場所であり、自然は畏怖と驚嘆を伴い存在しています。畏怖の念を抱くような体験がつながりの感情、ポジティブな気持ち、寛大さを高め、物質主義を減らすことが科学的調査で示されています。森林浴はポジティブな感情や、コンパッションを増幅すると証明されています。

マインドフルネスは一日を通して、いつでも高められます。瞑想によってだけでなく、ちょっとした時間にでも、ひと休みして深呼吸し、自分を落ち着かせて集中することで強化できるのです。相手を見て話を聞くことで他の人を意識できるようになると、孤独感が減少し、人とのつながりをより感じられます。当たり前と思ってきた物事に美しさや畏怖、驚嘆を見出すなら、神秘性（ミステリー）とのつながりが生まれます。なにをするにせよ、どんなに平凡な活動であっても、「面倒くさい」から「面倒をみる」へ態度を変えてマインドフルに取り組みましょう。そして眠りにつく前には、今日一日の感謝について考えてみることで、マインドフルな時間を持ちましょう。

私たちはレジリエンスを養う方法を知っています。私たちは皆、自分の内部に、まだ使われていない資源を持っています。快適で安全な経験、力や勇気を奮った経験が、記憶、資質、イメージとして私たちの中にあります。それらにアクセスし、強化すれば良いのです。私たちは自分も他人の面倒もみるだけの能力を秘めています。

エクササイズ

あなたが動揺したときや、サポートが必要なときのために三つのリソースを考えてください。

・今までで一番安全で幸福に感じた場所
・自分を大切にしてくれた人
・自然、神など人智を越えたもの

座頭市の戦い方

多くの学生がテレビやパソコン画面に映し出される暴力の映像に、恐怖を感じています。罪のない人々への攻撃や、武装していない人々の殺害などです。

私は、身体的暴力を恐れて暮らすのがどんなものかを知っています。終戦後のアメリカで育ったために、反日感情によって、生活は時として危険に溢れていました。私が戦い方を知るべきだと父は考え、ボクシングの練習を始めました。父は、絶対に必要なとき以外は決して戦ってはいけないと言っていました。できるなら暴力は避けるべきであり、挑発されたらその場を去るように言われていたのです。ですが、それが状況解決のための唯一の方法と判断したら、戦う必要がありました。そして、戦うなら、ためらうことなく最後までやらなければなりませんでした。相手にはこう警告したものでした。「お前は勝つかもしれないが、自分は簡単に倒れはしないし、絶対にお前を痛い目に遭わせてやる」。

映画『座頭市物語』（一九六二年）では、盲目の剣客が、彼との決闘を切望する武士の平手と対峙します。座頭市は平手を気遣い、傷つけたくないために、戦うのは愚かだと告げてやめさせようとします。しかし平手は、死ぬ前に最高の剣士と対決して自分の腕を試したいと思っているので、戦うと言い張り譲りません。ついに折れた座頭市は、こう警告を与えて戦いに臨みます。

「やるからには、後には引きませんよ」。
私たちは授業でこのシーンを見て議論します。

ジェイソン「戦わないことを強みとしているのに、必要なら最後まで戦うというこの剣士のファイティングスピリットがとても好きです。彼は簡単に負けたりしないでしょう。本気を出し切らずにあきらめることもないと思います。『七転び八起き』というのは七回倒されたとしても、八回立ち上がるファイティングスピリットです。ですから、回復しては粘り強く戦い、決して降参しないという姿勢を見せます。座頭市が言うように、最後まで戦うというあり方です」

アンドリュー「この言葉は人間の精神を美しく表現しています。私たちの決意や、成功しようとする意志の強さが表れています。ですが、それは良い生活につながることでしょうか。あらゆる簡潔な表現と同じように、これだって真実の一側面に過ぎません。別の側面が必ずあります」

ブルーノ「現実にはあきらめるのが一番なときがあると思います。切り上げて、負けを認めるんです、もう限界だと。これ以上は続けられないとしたほうがよいときがあります。引き下がり、方向を変えて、また新しいことに挑戦するんです。このままいけば傷つき、負傷し、死ぬかもしれないと認識すべきです。人生の大半は、必ず誰かが死ぬ剣を使った決闘である必要はありません」

ポーリー「戦いの前に彼が相手に思いやりをみせるところがいいと思います。相手の体を心配して、実際に気遣いをみせます。でも、時には望まないときにも、相手が攻撃的であれば戦わなくてはならないことがあります」

ジャスミン「私はブルーノと同じ意見です。だるまと違って、危険が過ぎるまでしゃがんでいるほうがよい場合があると思います」

ホーリー「誰かが必ず死ぬ剣による戦いみたいなことは、人生にほとんどありません。合気道なら、両者が生きたままで終わります。人間関係ではそうした精神こそ育むべきだと思います。つまり、皆にとって良い方法で争いを解決するべきです」

ペン「心理学の授業でグリット（やり抜く力）について学びました。これには二つあります。一つは、何かに非常に集中すること。もう一つは、決してあきらめないことです。何かに集中するのは成功するために正しいと思います。でも、決してあきらめないというのは、誰にでも良いとは限りません。人によっては、あきらめて方向転換するのが健全で幸福です」

戦い続けるべきか、やめるべきかは、どうすればわかるのでしょう。

自分のことを深く知って何をすべきかを知るのに必要なのは、EQ（感情知能）です。自分の長所・短所を正直に知ることが極めて重要です。マインドフルネスは内なる自己と同調する方法なので、自分が自身の思いや思考に気づく助けとなります。心を静めることができれば、内なる声が届いて、それに耳を傾けることができます。あなたはいつ立ち去るべきか、いつ走り、いつ助けを求めるべきかを知っていなくてはいけません。

自分のことがわかっても、セルフコントロールの問題が残っています。あきらめて、負けを認めることはできますか。自分の弱さを受け入れられますか。周りの人が私たちに力やリーダーシップを求めたりしていると、そうすることが特に難しくなります。しかし、自分の弱点を許し、自分の痛みや苦しみに対して慈しみを向けることが必要です。

また、他人が戦い続けるべきか、あきらめるべきかを、私たちはどう判断したらよいでしょうか。安易な道を取らせたくはありません——特に若者には——より大きな達成や成功に向かって挑戦してほしいと願うものです。しかし、その精神的・身体的能力がわかるくらいに、よく相手の話を聞き、観察しなくてはいけません。相手の長所・短所、そして人間としての限界を知ることが大切です。

他人の弱さを許してやり、親切になることはできるものでしょうか。戦いをやめるのを許可するなど、できるものでしょうか。相手にリーダーシップや強さのロールモデルを求めていると、難しいでしょう。また、その人に自分の夢の実現や、相手が不満を満たすのを望んでいれば、ややこしいことになります。ですが、相手にも人間として不完全であることを許し、こちらが望む姿ではなく、自分自身でいさせてあげなくてはいけません。

スタンフォードの学生でオリンピックの自転車競技選手ケリー・カトリンは、二〇一九年、自殺する数日前に、自身の苦しみについて書いていました。彼女は、一番の強さとは自分の弱さを認めること——そして、助けが必要でそれを求めるべきときがわかっていることと書いています。自分は不得手だが、他の人にはこれ以上続けられないとき、足を止めて休み、元気を回復するべきときを知るように、と。

ケリーは助けを求められないまま、二三歳という若さで亡くなりました。座頭市の映画では、病気で衰弱したライバルの平手が、決闘に負けていのちを落とします。彼は病気にもかかわらず、最強の剣士に勝ったという栄光のために、最後まで決闘を要求するのです。この執着を手放すことができなかった平手は、弱い自分では生きられませんでした。ケリーもまた、究極のレベルに挑戦したいという衝動を止められなかったのです。彼女が自分の弱さを認めて助けを求められなかったというのはじつに残念なことです。

この難問を人は自分に投げかけます。「続けるべきとき、やめるべきときが、どうすればわかるのだろう」。これが生きるための力です。受け入れるときや変わろうとすべきときを知る——

これが知恵なのです。

エクササイズ
あなたの人生で、挑戦や粘り強さを求めるものは何ですか。
あなたの人生で、そこを離れたほうがよいものは何ですか。

仕方がない

日本文化には、幸福、成功、意義を手に入れる別の方法があります。ノーベル賞受賞者である吉野彰さんは、成功の理由として二つのことをあげました。「執着」と「柔らかさ」です。執着については考えましたので、柔らかさの意味について考えてみましょう。

この精神は「仕方がない」の中に見られます。私は、この考えが生活の至る所に浸透している環境で育ちました。それはつまり、できることはないのだから、願ったり不平を言ったりしても無駄だという意味です。不可能な望みであり、ふくれっ面をするような選択肢などありません。先に進んでやれることに取り組み、持っていないものを求めるより、持っているものに感謝するべきなのです。大勢の若者が、彼らを黙らせて望みをあきらめさせるのによく使われることからこの言葉に不満を感じているでしょう。ですが、「仕方がない」は、レジリエンスの一形態にもなりえるのです。

「仕方がない」は仏教の考えであるドゥッカ（苦）、そして、人生は必ずしも望み通りでないという現実と関係しています。人生は苦だと言うと悲観的に思えるかもしれません。しかし、成長するにつれて、この世には避けられないことがあるという現実を徐々に受け入れていきます。

このような考え方はあまり好かれません。人は幸せで、希望に満ちて楽天的でいたいのですから。人生とは楽しいものと信じていたいものです。自己啓発書やポジティブ心理学の関連業界があり、楽しく成功する方法について語り、幸せを高めるためのさまざまな考え方、取り組み方、生き方を教えています。ですが、幸せをがむしゃらに追求するだけでなく、人生をそのまま全部受け入れるのも必要なことです。

人生は避けられない苦しみや喪失に溢れており、私たちに課題を投げかけます。公平でも、常に善良な訳でもないのが人生です。日常を送るなかでコントロールできない何かを経験して、絶望することもあるでしょう。でも、コントロールできないものに怒りをぶつけても、役に立ちません。自分の弱さを意識し、神秘性に身を委ねて現れた課題をハートフルに受け入れるようにすると、平和な穏やかさが訪れます。それによって、他の人たちと一緒になって、持っているものに感謝しながら、先に進むことができるようになります。

「仕方がない」によって、自分の弱さや無力さを受け入れることができるかもしれません。そうすれば、被害者意識から解放されて、歩き続けようとする力を持つことができるようになります。「仕方がない」という姿勢は新しいエネルギーを感じる方法でもあり、そのエネルギーを創造的で生産的な活動に向けて、苦々しく後悔するより、感謝を持って生きていけるようになるかもしれません。この受け入れる姿勢は、変化を導きうるものなのです。変えようのないものを受け入れることで、反対に、変えられるものを変える勇気が生み出されるのです。

日本の災害後の穏やかで秩序ある行動は、世界中から賞賛が寄せられましたが、「仕方がない」という自然観を表すものでしょう。自然に対する畏敬の念と、自然との共存の仕方は、古代から日本が繰り返し経験してきた地震やその他の災害によって生まれたものかもしれません。罪のない人々の死や苦しみを目撃し、自然を前にしたときの無力さを理解するようになったのでしょう。

私は以前、東日本大震災で津波の被害に遭った地域を訪れたときのことです。そこで出会ったある男性は、「仕方がない」という考えを表すような人でした。私は、毎日どうやって過ごされているのかを尋ねました。妻と息子を失くすという喪失の後で人はどう生きるのかを理解したいと思ったからです。

男性は次のような話をしてくれました。毎朝、お祈りをしながら二人のことを思い出していると、失ったことと同時に、二人と今でもつながっているのが感じられる。生と死という非常な不思議さについて考えている。すると、運よく自分が生きていて、いのちを使う機会があること、自分のエネルギーを自分のためや他の人に与えるために使えることに気がつく。自分にできることをしようと動き出す。妻と息子はこの町が大好きだったから、この地域の役に立つことで二人の思いを存続することができる。ここで自分にできることは、他の人の話を聞いて共感することや、責任をもって行動することである。頑張ってと言う励ましが、やる気を起こすための力となる人もいる。

書くことで喪失に対処する人もいます。一九九五年の阪神・淡路大震災後や二〇一一年の東日本大震災後には、被害に遭った人々が何百もの俳句を作っています。

津波を生き延びた岩手県出身の佐藤勲は、突然津波が押し寄せ、家と、半生で積み上げた形あるものをことごとく流し去ったと言います。ですが、ようやく我に返ったとき、自分には家族がいて、この年、もう一度、甘く新鮮な初夏の風で世界がいっぱいになりました。そうしてこの俳句を書きました。

身一つと　なりて薫風　ありしかな

ここには、喪失をきっかけに、残ったものへの感謝が芽生えた様子が美しく表現されています。まるで悪夢から目覚めたかのように、詩人は、そよ風が、自分が悲劇を乗り切って生きているという気づきをもたらしたことへ驚嘆の念を感じています。人生は続きます。この風の美しさに意識を集めるという勇敢な行動が、新たな意識と生きる意志を生み出して、絶望感や無力感を抑え込んでいきます。

悲劇にあっても揺らぐことのない自然への信仰が、被害にあった人だけでなく、人間として不確かな世の中に暮らすよりほかない日本各地の人々にもインスピレーションを与えました。自然を望む姿としてではなくあるがままに何かを受け入れようとする態度は、昔から日本文化に深く根づいていますが、その基盤には受容という考えがあります。禅あるいは森田療法や内観のようなセラピーは、自分の力を超えたものを受け入れることで、逆説的に前へ進むための活力を解放することを教えます。人間が成長するうえで、まずあきらめることが役に立つのです。

私の家族的背景のために、私はしばしば受容という概念を、東洋・西洋の二つの視点から見てきました。アメリカで受けた教育では、行動や変化に価値が置かれていたため、流れに任せるということは受動的すぎる態度とみなされました。一方、私が受けた日本的影響では、受容が勇気ある行為として奨励されていました。この二つのバランスをとるのは、私にとり常に闘いでした。私たちは各々、積極的に自己を主張し、物事を変えようとするか、人生が与えるものを受け入れて流れに任せるのか、自分で調和させねばなりません。どちらもそれが適切というときがあります。どのような場でも、どちらが求められているかを知るのが生きる力です。

そのためには、自分が何を本当に感じているのかにマインドフルに気づくことと、自分と他者に対して思いやり深く、責任をもって生きることが必要なのです。

多くのアメリカ人にとってバランス（調和）とは、食い違いを避けるために私たちの手には負えない矛盾点を変えるという意味です。しかし、日本人にとってのバランス（調和）とは、違いを解決するのではなく、矛盾や不一致をも許容することをいいます。実際、人間が完全にコントロールできることはないのですから。自分を超えた力に委ねることで、慌てて判断したり行動したりするよりも、良い解決にたどり着く場合があるというのです。

バランス（調和）という考えは、道教の陰陽の考えを介して理解することもできます。対照的であり補完的でもある男・女の気は、バランス（調和）と表現されており、光と闇の両方がこの世が意味をなすために必要な存在であると認識しています。バランスとは、これらの原理の調和のとれた緊張状態のことです。人は、あらゆる要素が何らかの機能を果たしているダイナミックな秩序と関連性デザインの一部です。私たちの日常に当てはめるのなら、バランス感覚を持つとは、私たちの実存的にもっとも深いところにある疑問に触れることであり、俗世の仕事に取り組みながら喜びかつ悲しむ能力を最大限にまで高めることでもあります。これが幸福とみなされているのは、科学研究が証明しています。

エクササイズ

あなたは何を受け入れる必要がありますか。
あなたは何を変える必要がありますか。

マスタリーとミステリー

学生も私も、世界的パンデミック、環境災害、政治的不安定、人種暴力、飢餓といった奇妙で終末的現実のなかでもがいています。困難な時代を乗り切るには、マスタリーとミステリーが必要です。マスタリー（熟達・支配）とは、制御力、確実性、予測性を手に入れようと励み、自分の知識を信じることです。ミステリー（神秘性）とは、手放すこと、知らないこと、直感、驚異の念です。

マスタリーは知の探求です。人生をその手に握り、それを何かしらのものにしようとすることです。責任を引き受けることとも言えます。誰も責めることをしません。解決を探し、答えを見つけます。変化を厭いません。知性、科学、技術を用いて、自分にできることを制御し、また変えていきます。マスタリーとは、自分自身の人生と他者の人生に責任を負うということです。

ミステリーのほうは、わからない物事を受け入れるということです。人には操ることができない生の性質に、自らを委ねることです。人生の流れに従い、運命や宿命を信じて生きます。知り得ることや制御できることには限界があると受け入れます。ミステリーは人間の不完全さに対する謙虚さなのです。畏敬と驚異の念からなる精神です。

よく生きる鍵は、マスタリーとミステリーのバランスに存在します。こうしたパラドックスはあらゆるものに見られるようです。私も、コントロールしたいという思いと、それを受け入れようという思いと闘っています。

第3講

生まれてきてよかった

人生でもっとも素晴らしいこと

今日の授業は誕生日の話から始まりました。この二週間は私の周りで誕生日がたくさんありました。最初に私、次が息子、数日後は私の母の誕生日です。マーティン・ルーサー・キングの誕生を祝う祭日もありました。生誕と死の不思議について考えるにふさわしいときだったのです。

私は、二〇一九年に東京で行ったTEDトークのことを思い出しました。私にとって一番大事なメッセージをみんなに話してほしいとの依頼でしたが、私に言えることで、意味のある独創的なことを考えるのは大変でした。「私の人生でもっとも素晴らしいことはなんだろう」と自問しました。考えながら東京の街中を歩き回っていたとき、聖路加国際病院の案内を目にしてはっとしました。私が生まれた病院じゃないか！　そして、明らかにこれこそが私の生涯でもっとも素晴らしいことでした。私は生まれてきたんだ！　それは、当たり前のことなどではありません。奇跡なのです。そして、次にやってくる奇跡は自分の死であることに思い当たりました。

私は自分が誕生日に書いたブログを学生たちと共有することにしました。

わーい！　また一歳歳をとるぞ！　いやはや！　またお墓に一歩近づいた。待・ち・遠・し・い・な！　そうだね、スリルはもうないね。四歳から五歳、五歳から六歳になったときの喜びは持てそうにない。誕生日がさえないものになってから、もうかなり経ったよ。

それでも、今回はなぜだか違って見える。これほど死や喪失や悲嘆がまわりに溢れているのに、また一年生き延びたことは、祝うに十分だ。私はまだここにいる。こんなに多くの人がいのちを落とし、体、心、魂がもはや存在しないというのに。彼らは私たちのもとを去ってしまったかあるいはまだ怯えながらここで生きている。彼らの喪失に心が痛む。

私は逃げ場もなく、隠れる場所もなく、死と並んで歩いている。生まれたときからの忠実な友だ。そのときが来れば、私を安全に家に帰してくれるのだろう。

そのときが来るまで、ただ歌うことにしようか。

「この小さな私の光、輝かせてあげよう。輝かせよう、輝かせよう、輝かせよう！」

そう、今年の誕生日は違っていました。この世で七〇年目を刻みました。七〇という数にはショックを受け、本当にそんなに長く生きたのだろうかと信じられない思いでした。また同時に、この先そう長くいられはしまいと強く意識しました。死の意識。限られた時間。

この時間をどう使うのか、私は自問しました。丁寧に、と心に決めました。でもどうすれば。私は自分のこの小さな光を大切にし、輝かせたいのです。

親として

そう遠くないいつかに消えてなくなるのを意識しながら、私の小さな光を輝かせる方法を試す機会が、数日後の息子の誕生日に訪れました。

息子が生まれてきたのは阪神・淡路大震災の翌日でしたが、私たちはあらゆる注意を彼に注がねばなりませんでした。息子が子宮から外に出て、呼吸し、飲み、体温を保つ必要があったのです。妻がきつい仕事をすべて引き受け、私はへその緒を切りました。そして、目の前には息子が、奇跡と驚異に溢れた赤ん坊がいました。そうして私は父となり、ひとつの俳句が心に浮かびました。

子宮を立ち
今、ともにいる
飛び立とう！

このいのちを世界にもたらした責任が私に重くのしかかりました。今後はいつでも力になれるようにし、「全身全霊で、きみのためにここにいる」と彼に言わねばなりません。

自分は生きていると感じ、どの瞬間もこれ以上に望めないほど素晴らしいことに感謝しました。その瞬間を味わい、息子が生を楽しむのを助けたいと思いました。そうすることで、私自身も飛ぶ方法を知ったのです。

「私たちが飛翔する姿を見ることがないなら、私たちの子供たちは朝になにをしたらよいのだろう」。詩人のルーミーはこう投げかけます。

私は、自分で考えていた以上の自分に、なれると思っていた以上の自分になりつつありました。愛を切望したり、愛について読んでいたのではありません――それを生きていました。私は愛を知っていました。

年齢を重ねた今から振り返ると、私の人生の最大の失敗は、親としてであったと思います。もっとうまくやる方法はいくらでもあったでしょう。そして、私の人生で最大の成功もまた、親としてだと思っています。子供を見ていると、彼ら独自の生き方に、それがわかります。

彼らは「私の」子供ではなく、神によるこの世界へのギフトです。私は、すばやく、遠くまで飛ぶ力を彼らに与える弓となることに喜びを感じてきました。

私は、子供たちについても自分についても、後悔、失望、期待を手放すことを学んでいるところです。今も私が彼らに言ってやれるのは、せいぜい「そのままの君を愛する」ということです。彼らを初めて目にしたとき、その後の彼らとの暮らしのおかげで――純真さ、遊び、歪み、美しさ、愛、死――が新しい光のなかに現れてくれることなど知りようもありませんでした。彼らが私の宝物となってくれたこと、人生を豊かにしてくれたことに感謝しています。

子供の誕生日について思いを巡らすと、改めて驚異と畏敬の念が湧いてきます。生命が、いのちを持った生物が母親の体から現れ、そして赤ん坊がここにいる！　その驚異の念はすぐに責任の重さに取って代わられます。この赤ん坊を守らなくてはいけない。死んでしまうこともありえます。ひとときも目を離すことなく、注意、集中、気づかい、共感や思いやりを向けるのです――つまり、私たちが与えうるすべてです。

もし、この世に生まれて無事に生きていくために自分に注がれたすべてを知ることができ、その意味を理解できたなら、私たちは感謝の気持ちで胸がいっぱいになることでしょう。しかし、人生はそうはいきません。私たちは当たり前のようにそれを受け取り、育ち、自分の生活を送ります。与えられた恩を返すこともありますが、人生は先へと進んでいくため、自分のことや、新しくできた家族、友人、コミュニティに関心を集中させます。人生とはそういうものです。

それで親のほうは？　親たちはそれを受け入れて、さらには子供の成長や彼らが世の中に出ていくことを喜ばねばなりません。親として務め、守り、嵐から匿う必要はもうないのだと認め、年齢を重ねて得た知恵を使って、自分にできるわずかなことをするばかりです。

私は息子の二七回目の誕生日に、バースデーメッセージを書くことにしました。

おばあちゃんに会った後でグッバイを言うときは、おばあちゃんは決まって「もう会えないかもしれない」と言っていた。言うべきことを伝えるよう促す、よい方法だったよ。本当にもう会えない訳じゃなくても、マインドフルに考えるきっかけをくれていたからね。

君の二七歳の誕生日に、伝えたいと思う。何が起ころうと、君がどんな道を進もうと、君は大丈夫だと信じている。人生の最大の謎はまだ謎のままなので、私たちはただ動物のように生きて、生き延びなくてはならない。また、人間らしくあるために最高に努力し、できる限り自分や他人に責任をもって大切にしなくてはならない。喜びをくれるものを感じ取り、そうしたものや、人生に意味を与えてくれる何かを経験し、自分に定められたことに取り組む勇気を持つんだ。長生きしてほしいとは言わない、短い人生も長い人生もあるからね。でも、どんな人生だろうと良い人生を送ってほしいと願っている。

子供のときの私たちはとても距離が近かったが、今は遠くなってしまった。人生でそれは普通のことだ。私はあらゆることを手放そうとしているけど、そのひとつが、君を君自身でいさせてあげることだ。君は絶対に大丈夫だ。世の中に役立てられるものをたくさん持っている。その人生をどのくらい見ていられるかはわからないが、私はこれまで共有してこられたもので満足している。大変だったのは否定しないが、父親であることが一番濃厚な人間らしい経験を与えてくれた。それに感謝している。

息子からの返事は心温まるものでした。

ねえ、父さんは、親としてあまり良い仕事をしなかったって書いてばかりいるよね。知ってほしいけど、僕は父さんを愛しているし、何年もサポートしてくれたすべてに感謝している。父さんの息子であることを誇りに思うし、父さんよりいい父親なんて想像できない。父さんがこんなふうに育ててくれたことをありがたいと思ってるよ。

母への感謝

三つ目は、私の母の九八回目の誕生日でした。今度もまたブログを書いて、学生と共有しました。

九八年、なんという奇跡！　こんなに何度も誕生日を祝うことが出来る人はそういません。反抗的な東京ガールが戦争、性差別、人種差別、その他の困難を生き抜いて、うちのドラゴン・ママはその心と魂のすべてで、私たちを守り、導き、そして世の中に送り出してくれました。無条件の愛というこのセーフティネットがいつもそこにあったから、私たちは恐れと戦い、最大限の高さまで飛ぶことができました。しっかりしたルーツのおかげで、危険を承知で曲がりくねった冒険の道を行き、大いなる未知の謎へと進みこむことができました。彼女が教えてくれたのです。まるで単にこの世界の一部であるかのように、必要なことをしながら生き延び、逆境にあっても進み続け、マインドフルに、責任をもって、自然に生きる方法を。たゆまぬ努力こそが、毎日を送る方法でした。もがくこと自体と、疲れた魂に滋養を与える瞬間に、意味を見つけ出しながら。

母親に感謝するのは自然なことのように聞こえますが、それが簡単でない人もいます。ある母の日に、ありがたくも母親がいる喜びを広めたいと私は思っていました。ですが、ランチのときにウェイターに「今日はお母さんに電話したの？」と尋ねると、彼は世間知らずの子供に話しかけるかのような目つきで、鋭くこう言ったのです。「母親とは口をきいてないんで」。

私は母にずっとよくしてもらいました。しかし、自分の望むように、母の日に思い出したいと思うような愛し方をしてくれる母親が誰にでもいる訳ではありません。子供が必要とするものを与えられない母親もいます。他の人にとっての大切な絆となっている人間関係がないという思いを抱えたまま、人生の多くの時間を過ごす子供もいます。

物理的または心理的に見捨てられたと感じている人や、ネグレクトや虐待を感じている人は大勢います。しかし、自分が生まれたことへの感謝の気持ちを育むことは誰にでも可能かもしれません。また、それがきっかけで、自分がいのちを得るために母親がさまざまな困難を経験したと気づくことになるかもしれません。

私たちは皆、人生に対し何らかの被害者意識を感じていますが、赦し、感謝することは癒しの源となります。私たちは少なくとも、自分が生まれたことだけには感謝しなくてはいけません。なぜならその気持ちが、自身を癒し、自身の人生に満足を覚えるためのカギだからです。

内観と呼ばれる、日本発祥のセラピーがあります。その第一段階が、母親からもらってきたものについて考えることです。やってみるとこれが難しい人がいます。母親から与えられたものが思い出せなくて苦しむのです。思い出すのが失望、痛み、トラウマばかりで行き詰まってしまう人もいます。

次の二つの問いは、母親との関係を複雑さのなかに据えるのに役立ちます。「私は母に何を与えてきただろうか」「私は母にどんな迷惑をかけてきただろうか」。こうした問いを扱うのは嫌かもしれませんが、母親を傷つけたことや、もっと多くのことができたかもしれないことに気づく人も出てきます。

結局のところ最大の驚きとは、その後に何があったとしても、生命というギフトだけで生物学上の母親に感謝する十分な理由となるということかもしれません。他に理由が見当たらなくても、母親がお腹のなかで育てて産んでくれたこと、そこからいのちを授かったことは、ありがたいことなのです。単純だが深いことに、彼女らがいなければ、私たちはここにいなかった。そして、母の日はそれを思うだけで十分なのかもしれません。

このような意識が毎日に感謝の気持ちをもたらしてくれます。ここに存在し、この体を持ち、もう一日生きる機会があり、もらったものでできることをする、それに対する感謝の気持ちです。いのちのギフトをもらえてよかった。生まれてきてよかった。

エクササイズ

次の三つの質問を考えてみましょう。

母から私は何をもらってきたのだろうか。

母に私は何を与えてきただろうか。

私は母にどんな迷惑をかけてきただろうか。

マインドフルネスとハートフルネス

マインドフルネスは、自分という存在の現実、人間としての生の尊さに目を開くことです。マインドフルネスが、感謝の意識へと広がった状態を、私はハートフルネスと呼んでいます。


駅に着いて別れようというとき、一〇代の甥が伯父に突然こう尋ねる。

「人間はなんのために生きてんのかなぁ」

伯父は驚き、うろたえた様子で、甥っ子に向かって言う。

「難しいことを聞くなぁ」
だが、すぐに落ち着きを取り戻し、この質問を真剣に受けとめると、ちょっと考えてからこう答える。
「生まれてきてよかったなって思うことが何べんかあるじゃねえ。そのために人間生きてんじゃないのか。そのうち、お前にもそういうときが来るよ。頑張れ」
(『男はつらいよ　寅次郎物語』より)

私は「寅さん」の映画のこのシーンを授業で見せます。この問いはきっと彼ら全員が考えたことがあったと思いますが、たいていは、そんな問題からは逃げ、業績や楽しみが得られれば自分自身に対する満足感が高まると信じて、その追求に熱をあげているでしょう。そういうことに没頭していれば、人生でもっとも厄介な問題に向き合わずにすむのです。

一方、この問題に向き合おうとすれば、自分の人生の価値をどうにか肯定する必要が生じます。いのちには必ず終わりがあり、人生の目的などないと感じることがあり、また、自分や他人の目からみて自分は不完全、あるいは期待に沿えていないとの罪悪感を持っていたとしても、です。

甥っ子に向かって寅さんは、生まれてきてよかったと感じるときが何度かあると言います。私は学生たちに、そういうときは毎日見つけられるよと話しています。ダイナミックな瞬間とは限りません。さりげないものだとしても、喜びの瞬間はいつでも手に入るものです。

生きることを肯定的にとらえる意識は、マインドフルネス、すなわち自分という存在の現実、人間という生の貴重なありようを意識することで育まれます。そしてその気づきが、たとえ今ここに自分があることや、生まれてきたことだけの限られたものだとしても、感謝の念へと広がることができたときには、私がハートフルネスと呼ぶ状態になるのです。

寅さんのように私も学生たちに、痛みやあいまいさ、不確実さ、不可解さがあったとしても、人生に「イエス！」と言うことを奨励しています。自己保存と自己肯定のために努力し、生の否定に走らないでほしいと願います。私の経験上、生きていて嬉しいと思う、頭がハッと悟る瞬間が必ずあるので、どうか君たちにもそれが起こることを信じてほしい、そう話します。

自分という存在の現実を受け入れられると、生を授かったことへの感謝が生まれて、歩き続ける勇気がきっと見つかります。感謝は、いつか死ぬものだと知りつつも、自分の生を肯定する力を与えてくれます。人生に意味を与えれば、虚無感を克服することができ、目的が持てないと思うときですら、歩み続ける意志と忍耐力が持てるようになります。私は、人はあるがままに自分を受け入れ、不完全な自分を許し、より良い人間になろうと努力できるものと信じています。学生たちには、そのままで彼らは美しいこと、素晴らしいことを思い出させるようにしています。

授業では、ここにいることへの感謝の気持ちで毎日を始め、同じ気持ちで毎日を締めくくるとよいことを学んでいきます。私たちは映画の中の若者のように、答えの出ない問いを重ね続けます。また、寅さんのように、自分のできる範囲で懸命に答えるのです。二人が絆を深めるその過程を見ながら、私たちもまた、自己肯定とは自分として存在する勇気であるとともに、世界の全体の一部として存在し、思いやりを持って他者とつながる勇気でもあることだと理解していきます。

エクササイズ

これまでどんなときに、生まれてきてよかったと感じてきたでしょうか。大きな出来事がきっかけだったかもしれませんし、ちょっとしたことだったかもしれません。そのときの記憶や自分が抱いた感情についてよく考えてみてください。どうしたら同じ感情を、もっと経験することができると思いますか。あなたが今すぐ死ぬことになるとしたらどうでしょう。生まれてきたことに感謝を感じられそうですか。

運命とは？

運命とは何でしょう。私が火事から助かったときには、自分が存在することには理由があると感じました。アインシュタインは、こう言い表しています。

「人の運命とはなんと奇妙なものだろう！　私たちはそれぞれ短い旅をするためにここにいる。

どんな目的のためかは知らないままに。時にそれを感じると思うことはあるけれど」

アインシュタインの言葉は生きることの不思議さを表しています。人間である私たちは自然の一部として、自然に生きています。しかし、私たちは意識を持つ存在であり、人生の意味を考えて「なぜここにいるのだろう」と尋ねます。そして、その答えも自分がどこへ向かっているのかもわからなくて、不安や恐怖を感じます。

私はときどき、生きていることの不思議さ、思考や感情や体の感覚を持つ不思議さを感じることがあります。生きていることに困惑し、不安を覚えます。一方で、自然に流れゆく川のように、なんら問題はないように感じるときもあります。

運命を語るうえで、生きがいという考え方が役立ちます。英語ではよく「life purpose（人生の目的）」と言います。生きがい、あるいは運命を見つけようとするのは、つかみどころがなく、もどかしいだけの厄介な仕事です。しかし、生きがいはなにもその人の人生でもっとも重要な目的である必要はありません。むしろ、日々生きることに意味を見つけることと言えるかもしれません。生きがいとは、日々の儀式、親密な関係の構築、人生の役割を果たしながら価値観を実践すること、健全な目的意識とともに人生の目標を追求することを含む人生哲学なのです。

ですが、運命や生きがいはどうすれば見つかるのでしょうか？　なかには人生を変容させる出来事や、事故、大きな喪失、病気、嵐、火事などがきっかけになる人がいます。でも、そうした出来事がなかったらどうなるのでしょう。別の方法を探さねばなりません。

宗教に意義や確信を見つける人もいます。あるいは、行動を起こしたり何かをつくることで、人生に意味を与えるべきと考える人もいます。親切さ、音楽、自然、アートなどの体験を通して、あるいは人生がもたらすものを受け入れることを通して意味を見つけることもあります。あなたには運命がありますか。それとも人生はただとりとめのないものですか。そのヒントを得るため、私たちは授業で映画『フォレスト・ガンプ』(一九九四年)の、主人公が妻ジェニーの墓で、人生について回想するシーンを観ます。

僕たちひとりひとりに、運命があるのか、
それとも僕たちは誰しもが風に乗ってただ さまよっているのだろうか。
たぶん、その両方なんだろう。
両方が同時に起こっているんだろう。

私は学生たちに尋ねます。「自分に運命があると考えますか。何が自分の運命か、どうやってわかりますか」。フォレストが母親に僕の運命とは何かと聞くと、彼女は、それは自分で見つけなくてはいけないと言います。

人それぞれに運命があるかどうかは私にははっきりとはわかりません。しかし、運命があると信じるほうが私の人生が良くなるのは確かです。私はたまたまここにいる訳ではありません。私にしかできないことをするために生まれた、そう思っています。世界にもたらすことのできる特別なギフトが与えられていると思うのです。それは一方では、理解も説明もしえない苦痛や痛みが伴うものかもしれません。

私の考えでは、誰もが特別で、その人だけの定めを持ってこの世に送られています。ここでやるべきことを誰もが持っており、それは他の人にはできないことです。私たちは生まれる時や場所、親を選んだ訳ではありません。ここにいる理由を見つけられるのは、人生の喜びや悲しみの中なのです。

子供の頃から、私は医者になることが自分の運命のように感じていました。それが大人になったら自分がなるものだと、いつも人に話していたのです。ですが、途中で道を見失いました。人生は不可解なことが多く、手に負えない物事が起こり、正しい道を知ってとどまることは難しいものです。マインドフルになって謙虚さを持ち続けなくてはなりません。私は何年もさまよってようやく心理学者になるという自分の使命を再発見したのです。

建築家のバックミンスター・フラーは、三二歳のとき、仕事がなく自殺寸前までいったものの、驚くべき悟りを得て思いとどまったことを語っています。彼にはある声が聞こえたのです。「お前のいのちはお前のものではない。この宇宙のものだ」。人生を終わらせる権利は自分にないのだと思った彼は、自分はすでに死んだものとして、自分の経験と知性を人のために使う責任を持って生きることを誓いました。彼はこう自問しました。

「この世界でなされねばならないことで、私ができること、私がするからこそ成し遂げられることとはなんだろう」

私の火事のような、劇的な変化を伴う多くの出来事と同じく、こういう稲妻のような啓示に対処し、実現することは容易ではありません。フラーは二年近くもの間、世捨て人のような生活を送り、宇宙について、またどのようにすれば人類にもっとも貢献できるかについて深く考えました。運命を信じることとは、生涯かけて行われる変革の始まりにすぎないのです。

私は運命を信じていますが、人生を消極的に傍観している訳ではありません。与えられたものを超えて進む自由と創造力が自分にあること、そして、これまでの自分によって制限されることなく、新しいアイデンティティを築くことができることを信じています。環境や運命の枠組みを自分で選ぶことはできませんが、その枠を自身の行動で埋めることは自由です。私が何をするかは、冒険する勇気と、犠牲を厭わぬ慈愛にかかっているのです。

運命とは、ほったらかしにして何が起こるかを眺めているだけとは違います。自分の運命を発見し、それに基づいて行動する主体的意思は誰にもあるからです。自分に運命があると信じるなら、それを実現し、自らの可能性を発揮する責任があるのです。

私たちは、環境を操る自分たちの能力に夢中になってきました。しかし、二〇二〇年のパンデミックによって、この世界をコントロールすることなどできないことを思い知りました——人は自然の一部であり、母なる自然は、基本的に人間の苦しみに無関心です。すべての生物は、この無関心の犠牲者です。自然は、公平さも理性もなく襲い掛かってきます。

運命を生きることは容易ではなく、勇気が必要ですし、ときには犠牲を求められるかもしれません。人生は、悲しみ、喜び、意図に加えて偶然、勝利だけでなく失敗に満ちています。正しい道を歩むには、マインドフルかつ勇敢に生きて運命を知り、受け入れ、その実現に励まねばなりません。

私は、人それぞれはこの世に一人だけの存在だと考えています。誰もがその独自性のために必要とされているのです。人生の困難や問題がどんなに大きく見えても、私たちには世界を変えることができることを忘れずにいる必要があるのです。重要だと感じられなくても、私たち一人ひとりに誰にもできない役割があるのです。

エクササイズ

自分に問いかけてみてください。「私の運命とはなんだろう」「日々の行動で私の運命を叶えるにはどうすればよいだろう」

自分が何者か忘れるな

時には、予測できない出来事によって、運命が変えられてしまうことがあります。映画『ライオン・キング』（一九九四年）において、若いライオンのシンバは、父親の痛ましくも暴力的な死を自分が引き起こしたものと信じ、ひどく苦しみます。シンバは偉大な存在となる運命を与えられながら、惨めにも失敗して社会から逃げ出します。恥ずかしさからコミュニティを去り、悲しみに浸ります。彼は二匹の動物と出会い、友人になると、彼らはハクナ・マタタという彼らの人生哲学を与えてくれます。

ハクナ・マタタ
悩まずに生きることさ
残りの日々を、
それが私たちの問題を抱えないで生きる哲学だ。

ハクナ・マタタとは、通常の世界や社会の困難から、悩みのない人生へ逃れることを意味します。シンバはこの哲学に従って暮らし、常に無感覚な状態で、楽しみを追求するものの自分という存在に意味を見つけられないまま過ごします。

私たちが見るのは、シンバがラフィキというヒヒに出会う場面で、ラフィキはシンバに彼の父親ムファサを知っていると告げて、シンバを驚かせます。シンバは父は死んだと伝えますが、ラフィキは、ムファサがまだ生きているところを見せようと言います。興味を持ったシンバがラフィキの後をついて行き、ジャングルの水たまりまで来ると、水の中を覗き込むように言われます。そこは自分の姿だけを映し出しており、シンバは落胆します。しかし、ラフィキは彼にもう一度見るように言い、そしてこの時、シンバは父親の魂を見てその声を聞きます。

シンバ、お前は私のことを忘れてしまった。

自分が何者かを忘れている、だから私のことも忘れてしまったのだ。

お前は生命の環に自分の場所を見つけなくてはいけない。

シンバは叫びます。「戻れないよ。昔の自分とは違うんだ」

しかし、ムファサは言います。

「お前はこれまでの自分以上のものだ。私の息子、唯一の本物の王なのだ。自分が何者かを思い出せ」

学生に感想を聞くと、チェルシーは、一八歳の時に親友がドラッグの過剰摂取で亡くなったことを明かします。

「私も一緒にドラッグをやっていたのですが、あの晩は、今はやめていると彼女に伝えて一緒に行かなかったのです。友人が死んだときには罪悪感で、彼女を見捨てて助けなかったように感じました。でも今は、彼女を思い出すとまた一緒にいるような気がして、他の人に彼女の話もできます」

レイチェルは、このシーンのメッセージは大人にも子供にも強力なものだと思うと話します。

「人生に失敗したと感じている人は大勢います。社会から自分を切り離して、関わらないようにし、心配したり気にかけたりしないほうが良いと考えます。私も高校のときはいつもそう感じていたからわかります」

引きこもり、不登校などの形で社会から引き下がる人の数は、年齢を問わず、驚くほど多いのです。それは、より良い世の中をつくるのに貢献できる人材の大きな損失を意味します。シンバのように、本当の運命や明るい見通しから逃げていると絶えず感じながら暮らしているかもしれません。自分が何者かを忘れているのです——一人ひとりに目的と、他の誰にもできない役割があることを。

これが「生命の環に自分の場所を見つける」ということです。私たちは何かをするために生まれ、与えられたものを使って最善を尽くすよう求められています。そこには、人生からもたらされるものを受け入れることと、自分の天職を求めて挑戦し、その実現に励むことが含まれます。チェルシーとレイチェルの場合は、社会に戻って勉強し、大学に行くことでした。

「自分が何者かを思い出せ」。ムファサが息子に贈ったのは、自己変容に向かう方法は自分が何者かを思い出すことだというメッセージです。シンバには定められた本物の自分があると、ムファサは信じます。試練を受けて自分の一部を失ってしまったシンバにとって、思い出すことは、自分のピースを元に戻すような作業です。

「お前はこれまでの自分以上のものだ」。現在のシンバは、本当のシンバの未開発バージョンに過ぎないと言って、ムファサは息子を励まします。お前にはもっとはるかに大きな力があるのだと。シンバを定義するのは彼がこれまでしてきたことではない、とムファサは言っているのです。常に可能性が、常に将来性があり、これまでの自分や、自分が想像する以上の自分にさえなることができるのです。シンバには希望を持って生きて、これまでの自分を超えるよう自分に挑むことが可能なのです。父親を生き返らせることは不可能だとしても、父の名誉のためにベストを尽くすことができるのです。

漢字の「忘」は豊かな意味があります。亡は死や喪失を意味します。残りの部分は心、魂、ハートを意味します。忘れるということは、魂を失い、本当の自分から切り離されてしまうということです。自分が何者かを思い出すことで私たちは生き返り、魂とつながるのです。

エクササイズ

「自分が何者かを思い出せ」、この言葉について考えてみましょう。

新しい誕生日

レイチェルは、彼女の生まれ変わりと新しい誕生日についてのストーリーを話してくれました。

「高校のときに一番の親友が自殺したのです。ジェイミーは一七歳でした。私たちは小学校から一緒でした。私の家族は難しかったし、彼女のところもそうだったから、可能な限りいつも一緒に過ごしていました。彼女がなぜいのちを絶ったのかは今もわかりません。もっと助けてあげられたんじゃないかと何度も考えましたが、次第に、自分になにかできていたとしても、結果は同じだったのではと思うようになりました。彼女が亡くなってからもう四年で、私は一番の親友がもういないということに向き合えるようになってきています。

スタンフォードに到着し、彼女を思い出す故郷のいろんなものがなくて良かったと思いました。彼女の家や高校の前、楽しいときや辛いときを一緒に過ごした場所を通ることももうないですから。でも、私は彼女を失った辛さに苦しんでいました。他の人に心を開くことができませんでした。友だちが自殺したなんて、自分だけだと思っていました。そして、私とジェイミーをめぐるいろんなことのせいで、私たちはみんなとは違うと思い込んでいました。私たちは父親が刑務所にいたし、シングルマザーの母親はアルコール依存症と闘っていて、豊かな国で貧しく育った子供時代の経験が傷となっていました。

そんなふうにジェイミーや私は違うんだと感じていたせいで孤独感と疎外感が強くなっているし、スタンフォードの他の学生や教授とつながれなくなっているのだと考えて、落ち込みました。私が自死遺族として、大学のお荷物で恥ずかしい存在のように扱われたことをよく考えてみました。多くの大学と同じくスタンフォードも、歴史的に学生のメンタルヘルスに関わる課題については、個人的問題であり、そのため大学の責任とはやや外れたものとして扱ってきました。

助けを求めたときにも、私のアイデンティティのせいで自分が不当に扱われた気がしたのです。ジェイミーを思い出すとさらに孤立して、彼女のしたことを誰が責められるだろうって思いました。そして、私も死んで、すべてから逃げ出したいと思いました。

しかし、幸運にも私は死にませんでした。自分が生き延びたと知ったとき、このいのちを何かの目的のために活用できるかもしれないと思ったのです。私が身にまとうこのアイデンティティや、悲痛な人生経験や物語を、人の役に立てられる。自分が味わった悲劇を防ごうと願い、打ち込む学生になれるって。今、私はスタンフォード大学で、私がつながり、愛され、そして今大切にしている私の人生を創り出したすべての瞬間を覚えています。

二年前、先生の授業を取って私みたいな人たちと出会い、自分の弱さを見せて心を開くことができました。私のアイデンティティやジェイミーの話があったから、思いやりのある私になることができたと思っています。そして私と他の人たちとを結びつけてくれたのは、私が恥じていたことや、自分だけだと思っていたことだったのです。さらに、私とかけ離れているように見えた人でも、誰でも、違いがあってもつながる力を持っている人間だということを知りました。そのままの自分で愛されているのがわかりました。批判されるのではなく祝福されることに、涙が出ました。

自分の痛みと取り組みながら人の役に立てるような機会は至る所にありました。メンタルヘルス・アウェアネスを推進する団体に加わった後は、大学生活になじめず苦労している人たちや友だちを求めている人たちと出会い、そこで深いつながりを築きました。精神不調を訴える人たちの手助けができたのです。自分が夢見たことのないようなインパクトを与えているように感じました――ジェイミーのときにはできなかったインパクトをです。

ジェイミーと自分、そして行き場も助けてくれる人も持たずに孤独で自暴自棄になっているすべての子供たちのために、私の人生を捧げられるかもしれないと思いました。そこで心理学と社会学を学んで、私たちが得られなかった種類の人生の援助を提供する心理学者になろうと励みました。私の経験はすべて人を助けるのにきっと役に立つと思うのです。

そして今、私は新しい学生たちにこう伝えています。初めてキャンパスに足を踏み入れた皆さんは、スタンフォードへの入学を果たすに至った故郷での物語やアイデンティティからできています。もしそのアイデンティティのことで孤独を感じたり、同じ経験を共有する人が誰もいないと感じたなら、よく覚えておいてください。たとえそれが本当だとしても（おそらくそうではありませんが）、皆さんを孤立させているものこそ、皆さんが愛される理由なのです。

そして私は彼らに伝えます。皆さんには必ず友だちができます。授業やクラブに打ち込み、確かなインパクトを生み出せるようになって卒業するでしょう。そして、運が良ければ、皆さん自身のように時に自分が愛されているか自信が持てなくなり、孤独に感じながらも、その考えを修正できるほど長い人生経験も持たない人たちの物語を共有することができるでしょう。私は幸運にも、ジェイミーが重要だと、私が重要だと、皆さん一人ひとりが重要だと言うことができます。皆さんも愛され、祝福されることを願っています。

私は自分がいのちを終わらせようとしたあの日を、自分の新たな誕生日にすると決めました。生きていることを祝福し、友人のことを思い出すのです。それは変わらず辛い記憶のままですが、今はこの記憶に美しさを与えることができるからです。愛を覚えているからであって、愛が死ぬことはないのです」

レイチェルが話し終えると私たちは沈黙し、その物語と人生を共有して与えてくれたギフトに対して、感謝を伝えます。それから皆で次のエクササイズに取り組みます。

エクササイズ

困難な状況、喪失、かなえられなかった夢や誰かの死といったものについて考えてみましょう。それを新たな旅立ちの日とすることについて、どのように感じますか。

テクノロジーによって生き返る

皆さんは自分の死後、どのように記憶されていたいと願いますか。

授業ではときどき、音楽を使うことがあり、この日は私の好きな歌のひとつ『愛燦燦』です。作詞・作曲は小椋佳さん、歌手の美空ひばりさんが歌いヒット曲となりました。人間の弱さや、人生の哀しさ、美しさを語る曲です。

人生って不思議なもの
人生って嬉しいもの

人は哀しい
人はかよわい

人はかわいい

人生は不思議なものとこの歌は告げます。悲しみは人生の一部、しあわせも同じです。また、人は哀しいだけでなく、優しく美しいものです。不完全で子供のようです。この歌を聞くと、私は人のことも、ありのままの自分をも受け入れようという思いが芽生えます。

私は故人である美空ひばりさんのコンサートのビデオを一本見せます。ひばりさんの映像がステージ上に映し出されます。それにハイテクを用いて存命の小椋さんを合流させます。二人が並んでいるコンサートのビデオにする訳です。テクノロジーの素晴らしい利用法だと私は思いました。しかし学生でも意見は分かれます。

ジェローム「こんなふうに彼女を生き返らせるなんて奇妙だ。まるで幽霊みたい」

アリシア「ナット・キング・コールが、娘のナタリーと『アンフォゲッタブル』を歌うのを見ましたが、二人が揃うなんて技術の驚異だと思いました。魔法のようでした。風変わりには感じましたけど、素晴らしいやり方です」

科学技術が進むにつれて、私たちが自分を保存できる方法は増えるでしょう。昔は写真や、宝石や時計のような他の人に覚えていてもらえる物を残すことがありました。でも、今は非常に多くの方法があり、私たちは自分がどのように記憶されたいと願うかを考えていく必要があるのです。

AIと死

八七歳で世を去ったマリナ・スミスは、イギリスで行われた自身の葬儀で、AI（人工知能）の力を借りて会葬者に挨拶することができました。彼女は「ホログラフィック対話型ビデオ体験」という形で登場し、参列者を驚かせたのです。亡くなる前に彼女が質問に答えるところが撮影され、そのデータが死後に彼女をバーチャルに再現できるソフトに送り込まれたのでした。

リアルタイムで女性のバーチャルな姿と会話し、質問することさえできた参列者は、このイリュージョンに衝撃を受けました。彼女の息子は、録音時の彼女は大胆になって、過去になく詳細かつ正直に彼らの質問に答え、見ている人々に失くした愛する人のより自由で真実の姿を披露したように感じたと話しました。

スクリーン・アクターズ・ギルド（全米映画俳優組合）の元会長エド・アズナーのホログラフィー像は、彼自身の葬儀で葬列者の質問に答えることができました。彼の息子は、それを見たときの彼はそこで目撃するものへの心の準備がまるでできていなかったが、それはまるで父が部屋にいるようだったと述べました。一方で、少々不気味に感じたと彼に告げた参列者もいました。

今やアメリカの葬儀業者は、ＡＩによる訃報や弔辞《ちょうじ》の執筆サービスを提供し始めています。データ分析、文章生成、パーソナル化を提供し、故人の生涯の事実に基づいて草稿を生成したり、掘り下げるべきテーマやアングルを提案したりしています。オンラインプログラムがあなたに代わって弔辞を作成し、その気持ちを愛する人の記憶を称える言葉に翻訳して会葬者に慰めをもたらすのを助けるというのです。チャットＧＰＴの共感機能が会葬者の感情の旅路を導き、テクノロジーの温かい抱擁のなかに慰めと支援を感じることを可能にすると、彼らは主張します。

学生たちはこれに興味を持ち、キャロルはチャットＧＰＴに自分への弔辞を書かせ、私たちにこう話しました。

キャロル「細部に一貫性があり、テキストはまあ信じられるように感じましたが、自分の機械生成の弔辞を読むのは妙に不快な経験でした。それがあまりにも無感覚で感傷的で、友人や家族の誰もそんな文章で私を追悼したりしないだろうからです」

キャロルはＡＩが弔辞を書くうえで助けとなりうると感じましたが、人間に取って代わるものでないと考えました。ＡＩは細部を間違えたり、事実を捏造したりする傾向があると指摘する学生もいました。さらに言えば、ロボットによって書かれた訃報や弔辞は、誰かの人生の最後の記録として残すには冷たく無神経なものであるかもしれません。

一部の学生は、ＡＩの能力は絶えず進化しており、機械学習と自然言語処理の進歩によって、いつかＡＩが人間の感情をより正確に理解し模倣できるようになる可能性があると考えています。しかし、そうした進歩があっても、ＡＩが感情知能や人が弔辞の執筆に持ち込む個人的な理解に、完全に取って代わることは考えにくいと懸念を表す学生もいました。

弔辞というのは、共感と感受性を持って書かれた非常に私的で感情のこもった賛辞ですので、故人の生涯、性格、周りへの影響力を理解している必要があります。良い弔辞には感情を喚起し、聴衆を故人と結びつけ、彼らが悲しみを処理するのを助ける力があります。それが故人の人生を重要なものにして、故人の喪失を実感させます。弔辞に人間的要素があり続けるのはとても大事なのです。それが真に慰めを与え、真に意味のあるものにするのです。


友人の追悼式では、故人が自分自身の弔辞を配信する音声録音を聞きました。それはＡＩによって作成されたものでしたが、まるで本人がどこかにいるかのようで、まったく驚くべきものでした。彼女の母親は感嘆し、彼女のように聞こえたところも時折あったが、彼女の友人の誰かのように感じられたところもあったと言いました。

確かに素晴らしいものだとしても、それには何かが足りませんでした。本当にその瞬間に生きていたらそうだったと思われるような、完全な彼女ではなかったのです。あの場で、あの人々と、その時に引き起こされたはずの感情がそれには見られませんでした。感情を喚起し、聴衆と故人とを深く結びつける力がありませんでした。欠けていたのは、彼女自身の本当のアクティブな存在でした。

これはＡＩに何ができ、何ができないかを見事に示していました。ＡＩは大きな進歩を遂げ、私たちの生活や仕事の在り方を変えて、意味のある弔辞さえ作成でき、人の生涯の本質や他者への影響を言葉で捉えることができます。その能力は絶えず進化していますが、ＡＩには依然として感情知能と人間の理解が不足しています。生死に関わることで、弔辞を真に意味あるもの、真に慰めになるもの、真に人間らしいものにする人間味は、他に置き換えられるものではありません。ＡＩの境界を押し広げ続ける一方で、特に死といった非常に個人的で感情を伴う文脈では、人間的な要素の重要性を忘れてはならないのです。

レガシーを遺す

ランディ・パウシュ教授は、膵がんを患い死が近いことを知り、「最後の授業」を行いました。パウシュは当時四六歳で、幼い三人の子供の父でした。子供たちが仕事での自分の姿を見て、自分が何者かを理解してくれるようにと、彼は最後の日々を使って子供たちへのレガシー（遺産）を遺すことに決めました。彼は『最後の授業』という本と、自分の講義を録画したビデオを残し、このビデオでは夢を追うことについて語って子供たちを励ましたのです。

「がんに侵されながらも、夢を叶えることができた私は、本当に幸せ者だと思います。そして、夢を叶えられたのには、さまざまな素晴らしい人たちから教えを受けたことが大きく関わっています。私が感じた情熱を持ってこの話を伝えることができれば、私の講義は他の人が自分の夢を実現するための道を見つける手助けになるかもしれません」

自分にとっての最後のチャンスと知り、彼は、知を授ける最後の講義という挑戦を全面的に受け入れることにしました。パウシュは、これを劇的でクライマックスな自分のキャリアの締めくくり、仕事上の家族へのお別れと考えたのです。

「この講義は自分にとって大切な人たちが、生身の私を見る最後の機会となるでしょう。ここには自分にとってもっとも重要なことについて真に考え、人が自分をどう記憶してくれるかを固め、去り際に自分にしうる良いことをする機会があります」

何か形あるものを遺そうとする人がいる一方で、死の不安や人生のはかなさへの苦悩に対抗する方法として「リップリング」(波紋)という考えを見出す人もいます。スタンフォード大学の精神科医であるアーヴィン・ヤロムは、このリップリングとは、私たち一人ひとりが同心円状の影響力を生み出し、何年も、何世代にもわたって他人に影響を与えうる方法だと説明しています。私たちは、意識的な意図や知識なしにこれを行っているのです。それは、必ずしも自分の写真や名前や本を残すということではなく、自分の人生経験から得た何か、何らかの資質、知恵、助言、美徳、慰めなどを、既知・未知にかかわらず、他の人に伝えるということです。

心理学者であり「マインド&ライフ研究所」の代表でもあるアーサー・ザイエンスを讃えるセレモニーでは、私は彼の作品から大きな影響を受けた、彼の知らない大勢の人間のうちのひとりだと告げました。

祖母の葬式で彼女の思いやりのある生き方・与え方から影響を受けたと話してくれた人々の心には、まだ祖母が生きていたと思います。祖母の心遣い、優しさ、人生への愛は祖母が触れた人々の中で生き続けて、彼らの子供へ、その子供へと、波紋のように伝わるでしょう。このような意識は途方もない安心感をもたらし、自らが有限な存在であること、はかない存在であることに直面する人たちの心を軽くしてくれるものでしょう。

エクササイズ

どうやってレガシーを遺したいと思いますか。

死後、自分の子供が見るためのビデオか本を残すなら、何を話し、何を見せますか。

授業の終わりには円形に座り、一人ずつ、グループをどう去るか、共に過ごした時間から何を持ち帰るかといったことについてひと言、考えを述べます。

ジャスティンは忘れ難いコメントをしてくれました。

「生まれること、再生することについて考えを巡らし、この授業で起きたのは小さな奇跡だったと気づきました。自分の中の、そして自分と他人との境界を越えて、渇望したつながりを見つけ、それこそがし続けるべきことだと悟ったのです、私たちは互いへの感謝、そしてただここにいることへの感謝でいっぱいです」

第4講

ありのままのあなたが好き

犬に学ぶ

犬好きの学生が大勢います。実家に犬がいる学生は多いのですが、寮では犬を飼うことが禁止されています。私が家でドッグケアをしていると話すと、授業に連れてきてほしいと数名の学生にせがまれました。そこで、当時世話をしていたルーシーという大きな年配のゴールデンレトリーバーを連れていきました。

私は大の犬好きです。人生最初の記憶は、犬に顔を舐められているというものです。その温かくて湿った舌、柔らかな毛で覆われた体、感情のこもった目は、私を喜びと感激で満たしてくれました。子供時代の私は自分がひとりぼっちであるように感じることがよくあって、学校から帰るとすぐに近所に大好きな犬を探しに行ったものです。犬は家の外につながれていたので簡単に見つかり、近づいていくと、興奮が抑えられず体をくねらせます。大型犬なら私の上に覆いかぶさって、顔を舐め回しました。私には天国でした！

どんなものより自分の犬が欲しいと私は思っていました。日本育ちの母は、家の中で飼うのは汚れるし臭いからダメと言いました。父の理由は違うものでした。犬は長くは生きられないので、敏感な子供の私には、犬が亡くなるとそれを受け入れられないだろうと言うのです。悲嘆を味わうのは間違いないから、そこから救ってやろうとしているのだと。ですが、自分の犬は死んだりなどせず、ずっと一緒にいられるという確信を私は持っていました。

こうして私は、犬のいない何年もの歳月を要し、ようやくある日、私は息子たちに請われて自分の犬を手に入れました。そして私はついに、自分の犬を持つということがどういうことかを知ったのです。続いて、別の犬が私の元にやってきました。彼らはありったけの愛を私に注ぎ、私は、無条件に自分の心を与えました。妻はよく私を見て、幸せすぎる様子に、心配げに尋ねたものです。「死んだらどうなるの？」。私はふてくされ、子供のように言っていました。「死ぬことなんてないから！」。

そして、ある日、一匹が死にました。私の心は粉々になりました。足元で大地が崩れてゆきました。人生をかけて築いてきた意味が、不意に崩壊した気がしました。急に、私を元気づけてくれたものが無くなりました。方向を見失い、漂流している船のようでした。忠実な相棒の喪失は、世界の崩壊の中へと私を投げやりました。私は半ばからっぽで、半分死んだように、どこだろうと彼らが今いるところにいきたいと思っていました。

父さんは正しかった、私には受け入れられない、心に穴が開いた、そんなふうに思いました。やらねばならないことはしていたものの、彼らのいない人生は虚しく感じられました。とはいえ、父の予想は間違っていました。私は生き続けられたのです。自分が知る以上に、私には力やレジリエンスがありました。私は最後まで、息を引きとる瞬間まで彼らに付き添い、この世から旅立つことをできるだけ助けました。人生は続き、私も歩み続けます。私たちは一緒にいる――

説明ばかりか理解すら超えてこう信じることで、自分を慰めているのです。

おそらく犬のほうが先に逝くことは明白であるのに、それでも私たちはペットとして犬を飼い続けています。その短いいのちは桜の花のようです。そして私たちは取り残されます。いずれ喪失を味わうことになるのを知りながら、どうして私たちは相棒として犬を飼い続けるのでしょうか。きっと犬から受け取るものの大きさゆえに、求めてしまうのです。良きものを得られるならば苦しみに耐える覚悟があるということなのでしょう。

私は授業で尋ねます。

「生きること、死ぬことについて、犬からどんなことを学ぶことができますか」


エリックは彼の犬、バディについて話をします。

「バディはマインドフルになることを僕に教えてくれます。彼に比べると僕はマインドレスで、考えがどうしようもなく駆け回って、いつも忙しい、忙しいってなっています。頭は過去の思い出や、未来についての考え、心配、欲求、切望、後悔などでいっぱいです。今、ここ、この瞬間にいることがなく、いつもどこか別のところにいます。バディを見ると、立ち止まって呼吸をし、花を嗅いで、自分は今ここにいると、不思議で素晴らしいことに生きているのだと、気づく必要があると知ります」

アニーは彼女の犬のフラワーについて話します。

「フラワーはとってもシンプルで、ただ今を生きているのです。目覚め、気づき、注意を払い、自分や自分の居場所、その瞬間に起きていることを受け入れています。生きているだけ、この瞬間に自然に暮らしているだけで嬉しそうで、まるでそれが人生で一度きりのことのようです。哲学的でも宗教的でもなく、ただ元気さ、生命力に満ちています。私もそうなりたいと思います」

ジョージは、彼の犬のペッパーが考えていることを想像して、皆を笑わせます。

「ペッパーを見ると、こう言っているような気がします。『ここにいるよ！　君を見ていて、君はここにいる。生きよう！　元気を出せ！　僕のいのちは永遠じゃないと心配するかもしれないが、互いを大好きでいられるよ。今はここにいるんだ！　散歩をしようよ！　それからおやつを忘れないで！』」

クラスは、ルーシーと遊ぶことのできる屋外の芝生に移動します。私がボールを投げると彼女は追いかけて、口に咥えて駆け戻ります。ですが、もう一度投げようとボールに手を伸ばすと、ボールを離したくないかのように私から離れます。それから、投げてほしいと言わんばかりに私に近づきます。彼女の口からボールを取ろうとすると、離そうとしません。

私は説明します。ルーシーと初めてボール遊びをしたとき、それを取ってこようとしませんでした。しばらくしてやり方を覚えると、今度はボールを渡すのを嫌がりました。ボールを落として見せたりするのに、私が手を伸ばすと、拾って歩き出すのです。この奇妙であいまいな行為を何度も繰り返したものでした。私が無関心を装うと、集中をなくしてうっかり放置したりするので、そこを拾い上げて投げると、後を追いかけていき、一から同じことの繰り返しとなるのです。

「ルーシーにとっては何が起きているんだと思いますか」と学生に問いかけてみます。

ウォルターは言います。

「ルーシーはボールを追いかけたいのです。それからボールを投げてほしいと思っています。でも、ボールを渡すのは嫌。ボールを渡したいけど、渡したくない。追いかける楽しみを得るには、ボールをあきらめなくちゃいけない。まさに自分が求めているものを断念しなくてはなりません。このジレンマのせいで、ボールに近づけさせないという奇妙な行動を取り、自分が起きてほしいと願っていることの邪魔をしているのです」

マリアが付け加えます。

「呼吸と少し似ていますね。呼吸したいと思うけど、一度息を吸うと、次の呼吸を得るには、まず自分の息を吐き出さねばなりません。そうすると肺が空になり、新しい呼吸への準備ができるのです」

「ボールゲームは愛についても教えてくれるのでは」と私は言います。学生が当惑した様子なので、説明を加えます。ルーシーは思いのまま愛情を与えます。ですが、ボールを手に入れるためには一度手放して相手に渡さねばならないというのは、厳しい人生訓です。そこでボールはできるだけ欲しいけれど、もう十分に持っていることを学ぶのです――ゲームをするにはボールはひとつあれば良いのですから。

もしかすると、それは愛し失うこと、生きて死ぬことと似ているかもしれません。何かを愛するたび、私たちはその喪失に耐えることになります。

この人生というゲームをしながら、私たちは一緒に学んでいるのです。人間である私たちは思いに耽ります。おそらく犬よりももっと物事について考えています。ルーシーは犬で、遊びたいだけ。私を、それからボールを見つめて、期待から体をよじるので、私は頭の中の思考を一旦止めて、ボールを投げて、彼女が純粋に楽しみながらそれを追いかけるのを微笑んで眺めます。

私が幼稚園で教えていたときに児童に教えた歌を学生たちと一緒に歌うことにします。その歌は素晴らしい活力を私たちにもたらします。

あなたが手放せばもっと手に入れられる

愛とはそういうもの
魔法のペニーみたいに、握っていると何もない
貸して、使うと、たくさんになって
床中いっぱいに転がるだろう
あなたが手放せばもっと手に入れられる
愛とはそういうもの

お金は素晴らしく、使うのは楽しい
でも、愛は拒まないほうがいいよ
それは宝物で、失うことはないから
あなたが扉に鍵をかけない限り

だから夜明けまで踊り明かそう
笛吹きがいれば、支払えばいい
あなたが手放せばもっと手に入れられる
愛とはそういうもの

チェルシーは言います。

「私の犬のモチャは、私が他の犬を可愛がるとすごく嫉妬深くなります。私は彼が愛されているのを思い出させようとするのです。嫉妬する必要ないって。愛はたくさんあります。ある日、気づいてモチャに苛立ったことがあります。なんてこと、私はこの子みたい。見られたいし、愛されたいし、愛されている人に嫉妬している。私も愛が必要。私も嫉妬深くていつも考えている、『どうして皆あの人が好きなの。どうして私を愛さないの』。でも彼らが私を愛してくれても、私は疑ってしまいます。声が語りかけるのです。『私は何者でもない、どうして愛してもらえるというの？　愛されるに値しないではないか』。

そして自分に言うのです。『私をメンバーにしてくれるようなグループには所属したくない。フォロワーも必要ないし、どうして私をフォローしているのかと思うだろう』。じつのところ、私は多くを知らないけど、知っていることもあります。私は惨めで、情けなくて、怯えた、アダルトチャイルドですが、私は愛されるに値します。モチャはこのことを知るのを助けてくれるのです」

エクササイズ

犬、猫、その他のペットから生きること、愛することについてあなたは何を学びますか。

空っぽの巣

多くの人にとって、犬は愛や死についての最高の教師です。大学に通うために子供たちが他の町に移り住んでから、私たちの家は空っぽの巣となりました。ですが、まだ犬たちがいてくれたので、完全に空っぽだった訳ではありませんが。

ところがある日、歩いて韓国豆腐店を通り過ぎると、おいしそうな匂いでお腹が空いてきました。今夜はここで食事にしようかと考え、ふと、子供たちは家にいないことに気づきました。この店には過去にみんな揃って行ったことがあり、楽しい時を過ごして、また来ようねと話したのです。サングラスをかけていたので私の涙は誰にも見られずにすみました。

彼らがいた頃、家は笑いや歌、暖かい雰囲気でいっぱいでした。一緒に食事をつくって食べました。子供たちは私の好物のストロベリー・ルバーブパイをつくれるようにさえなっていました。山にハイキングに行ったり、犬たちがはしゃぎ回れるようビーチに連れて行ったりもしました。

帰宅した家は、暗く空っぽで静かでした。犬たちは家を歩き回り、空になった子供たちの部屋へと行ってそっとクンクンと鳴きました。一匹はベッド脇のお気に入りの場所に横たわって、息子が戻ってくるのを待っているかのようでした。

翌朝、目が覚めると、犬たちは二匹とも私のそばで眠っていました。パンケーキをつくろうと思いました――子供たちはブルーベリーパンケーキが大好きなのです。そして、彼らがいないことに気づきました。食欲を失った私は朝食をやめ、犬を散歩に連れ出しました。

道すがら、年配の女性が自宅から出かけるところに遭遇しました。女性は犬に気づくと、温かく微笑み、こう尋ねました。

「撫でてもいいかしら?」

「もちろんです」

犬たちを撫でながら、彼女は話をしてくれました。

「私にもボクサー犬がいたの。チャンキーといって一五歳まで生きたのよ。亡くなる直前まで病気なんて一日もしたことがなかったのに。食べようとしないから、指にグレイビーをつけて舐めさせたの。でも、獣医さんが『逝かせてあげなさい』って」

彼女は空を見上げてから犬に目を戻し、言いました。

「だから、そうしたの。逝かせたのよ……。でも、それから他の犬は飼っていないの」

そして胸に手を置き、その表情は、彼女のシンプルな言葉「痛すぎて」と同じくらい苦悶を伝えました。

それから彼女は勇ましく微笑むと、もう一度愛おしそうに犬たちを撫で、礼を言って立ち去りました。

私たちの課題は、手放し、そして人生を歩み続けることです。そう、それこそすべきことだと私もわかっています。ですが、それは容易ではありません。ある学生に聞かれたことがあります。

「先生の人生で一番きついことって何ですか？」

私は躊躇なく、「手放すこと」と答えました。人生は愛と喪失の連続です。いつか手放さねばならないと知りながら、自分の人生に関わる人々を愛することで私たちは豊かに生きられます。長く生きれば生きるほど経験する喪失も増えますが、愛することに自分をオープンにし続け、喪失によって打ちのめされたり、精神的無感覚に陥ることのないようにしなくてはなりません。

静かな部屋にひとり座りながら、私はあの年配の女性を思い、愛犬の死という究極の喪失にどう向き合ったのだろうと考えていました。突然、自分の喪失について嘆いていることが、少々愚かしく思えてきました。私の喪失は、生死とは無関係の、自然な人間の成長のひとつに過ぎないというのに。こうした喪失では、子供の成長を祝って心を慰めながら、子供たちがぶつかる課題に対処できるよう最善を尽くして準備をさせたという満足感を得ることができます。彼らがいるべき場所にいることに感謝し、彼らを送り出し、飛翔するのを喜ぶ役目にあることをありがたく思うことができるのです。

私が耐えていたのは、息子たちの子供時代が終わること――幼い子供たちを育てる喜びの喪失でした。この喪失を耐えるのに、どれほど犬たちに助けられていたかを、私は知りました。しかし、彼らもいずれは死んで、その喪失に向き合わねばならないことは、直視できずにいたのです。

与えることは受け取ること

愛犬のデュークが死に、私は全世界が砕け散ったように感じました。犬を愛したことがある人なら、その意味がわかるはずです。そうした経験がなくても、どうか私の思いを想像してみてください。不思議な新しい世界にやって来たかのように、何もかもが奇妙に思え、地面を歩いているのではなく浮かんでいるかのようでした。私は空っぽで気が抜けてしまい、何をする気も起こりませんでした。日本で講演やワークショップの予定がありましたが、最初はすべての仕事をキャンセルしたいと思いました。できそうになかったからです。しかし、すぐにやるべきだと思い直しました――どんなに参っていても何とか進み続けなくてはいけないのです。

そこで私は日本に向かいました。日本で自分の亡くなった犬について話をすると、それが自分にとっても聴衆にとっても良いことだとわかりました。私の感情が深く、生の実感で、偽らないものだったからでしょう。人々は感情を揺り動かされ、明らかに感じやすくなっていました。あるワークショップの後で、ひとりの大学生がやってきてこう尋ねました。

「私の犬も二週間前に死んでしまい、とても悲しいです。どうすれば乗り越えられますか」

その瞬間、私はひどく辛くなり、自分こそ助けを必要としているのであってとても助けにはなれないと告げて、この質問から逃げ出したいと思いました。でも、すぐに自分が彼女の訴えに応えなければならないことに気づきました。

実際、彼女は、私が他者の問題に関わり、苦しむだけでなく助ける側（ヘルパー）になることによって、私自身および私が抱える問題を超えていく機会を与えてくれていたのです。こうしたことが私たちに頻繁に起こることを、精神科医のカール・ユングが指摘しています。

私は、責任は愛の重要な要素のひとつだと考えています。経験知を持ち、他者のニーズに謙虚に応えることのできる年長者、メンターとして責任感を持たなくてはいけないとの思いは、年とともに強くなりました。若者への責任に気づかせる祖母の声が聞こえてきます。七〇歳になろうとする私がこの二〇歳の若者を導く責任から逃げることはできない。これは彼女にとってだけでなく、自分にとっても絶好の機会なのだ。私は話し出す前にちょっと思案しました。なにを言うべきか、本当にわからなかったのです。

「私は、デュークがなにを与えてくれたのか、自分は何をこんなに恋しく感じているのかを、考えようとしています。デュークのことは無条件に愛することができました――何があろうと私を必ず愛してくれるとわかっていたから、完全なる愛を注ぎました。それは『無条件の』愛でした――自分の心を守ろうとせずに完全に自分を委ねていられました。その最高に素敵な感じが恋しくて『どうすれば同じ愛情が今も手にできるだろう』と考えてしまいます」

「デュークだけでなく他の人にも無条件の愛を与えるよう、人生から挑まれているような気がしています。デュークに愛情を注ぐのは簡単でした。とても純粋で、単純な関係でしたから。人間の場合はもっと複雑で、困難です。でも、これが、人生が今私に求めているものだと感じるのです。デュークを愛していれば人生は十分やっていけましたが、そこは世の中の大きな苦しみを受け入れることから隠れられる避難所でもありました。でもこの安全な場所を離れて、世の中に出ていかなくてはならないときが来たのでしょう」

「もしかすると、あなたも、愛犬が教えてくれたことに気づくときかもしれませんね——いなくなってしまった今、どんな課題を与えてくれているかに」

若い女性は目を潤ませて、温かい眼差しで礼を言いました。

今となっては、もっと簡単にこう言えばよかったと思っています。

「愛犬の死を乗り越えるのではなく——ただ、さらに愛することを学ぶのです」

最愛の犬への喪失感とともに暮らす私に求められているのは、ヴィクトール・フランクルがナチス強制収容所を生き延びた方法を述べた際に書いたことです。自分の生に関わる状況を変えることができないとなったとき、彼らは自分自身を変えざるを得ませんでした。そして、これをするために、問いかけを「人生に私は何を求めるか」から「人生から私は何を求められているのか」へと変えていったのです。

ただ自分が経験していることを話して学び合うだけで、私たちに共通した苦しみが役に立ちうるというのは、素晴らしいことです。この弱さが、人間としての深いつながりを感じて、共通する苦しみに共に向き合う勇気を得るという、すばらしい報酬をもたらします。私は自分に学ぶ必要のあることを教え、教えながら、私たち誰にでもできることを学んでいるのです。

私が人からの助けを求めたように、学生たちも助けを得ようと授業にやってきます。しかし、彼らが知るのは、与えることの中に受け取ることがあるということです。私もまた、自分たちの人生を用い、自分が経験していることを話して互いに学ぶというシンプルな行為によって、私の人生がより豊かになっていることに気づいたのです。

エクササイズ

人生はあなたに何を求めていますか。
それにどのように応じますか。

至る所にあなたがいる

どうすれば人間をもっと愛せるようになれるだろうと考えながら、私は愛犬を失った悲しみを癒しつつありました。当時、同じように犬を失った友人に、あの若い女性が投げかけた質問を尋ねてみました。「愛犬の死の悲しみをどうすれば乗り越えられますか」。友人は、喪失感は変化し、進化するものだと断言しました。それはすぐにはやってこないので、私は悲しい思い、彼らの最後の日々の記憶、死の現実について思いを巡らす自分にたびたび気づきました。

ですが、そうした辛い瞬間から抜け出すのにマインドフルネスが役立つと私は知りました。ただ呼吸をし、辛い過去や恐ろしい未来にではなく現在に集中して注意を向けるだけで、マインドフルネスは私の身体と心を落ち着かせ、存在する現実そのものに感謝することを助けてくれたのです。今という瞬間の美しさ。人生で善きことを行う機会。喜びと驚嘆を味わう力。

私にとり、人生によって引き裂かれた自分を元の状態に戻す一方法として役立ったのはアートでした。失くした愛は詩によって思い出すことができます。儀式や特別な日を作ることもできます。私の場合、一月一日、一月一一日、一一月一日、一一月一一日を犬の日として祝います（日本語で犬はワンワンと吠えるからです）。これは、うちの犬たちを楽しく覚えておく方法です。デジタル時計に目をやると、奇妙にも、1:11や11:11と表示されていることがよくあります。彼らが不思議なことにそのあたりにいると合図を送ってくれていると想像して笑顔になり、彼らと話をしたり、会いたいよと伝えることもあります。

一一月は、私の最初の犬であるソフィーを手に入れた月であり、二番目の犬のデュークを亡くした月です。だから、悲しみに加えて喜びの涙、感謝の涙で思い出します。よい時代でした——大冒険をし、また、日常生活をともに過ごした多くの日々がありました。彼らの死は私に大きな悲しみをもたらしましたが、ともに過ごした歳月は喜びと楽しさ、家族や友人との幸せな時間でいっぱいでした。暗黒の時期においては、彼らは大きな慰めであり助けとなってくれました。

死による別れは当初、私を打ち砕き、引き裂きました。治癒への道、全体性を取り戻すための道は、引き裂かれた自分や壊れた心を認めて、それを自分の一部とすることです。

この世を去った愛犬たちを思いながら、こんな詩を書きました。

夢をみた。私は死んだ
海で遭難し
海岸に打ち上げられ
するとそこには彼らが
私を待っていて
家に帰って来るのを
彼らの元に戻るのを
尻尾を振って
顔を舐め回し
一緒に横たわるのだ
砂の上に

そうだった
僕らは一時だって
離れていたことはなかった

彼らのことを思い出すのは、亡くなった人を思うのに似ていて、何か違う形で今も存在しているのではないか、今でも自分と繋がっているのではないかと考えます。そうやって、愛するものの喪失に対処しているのです。


私は今、自分では犬を飼わないで、ドッグケアをしています。犬がうちに来て数日を過ごし、それから迎えがくると去っていきます。私は彼らに愛情を注いで、離れます。いえ、正しくは、私は愛情を注いで、彼らが私から離れていくのです。

「きみらが去る時まで愛するよ」と私は伝えます。

「さあ遊ぼう！」と彼らは言います。

ドッグケアは死ぬことへの良い練習です。少なくとも喪失に対処するのに役立ちます。私はいずれ彼らを手放すことを知りながら、できる限りの愛情を注ぎます。愛して失う。それが人生です。一番愛するものを失う日が来るのです。人間である私たちのジレンマとは、いつかは失うことを知りながら、それでも恐れずに愛そうとする信念と勇気を持つことなのです。

犬たちが去った後の家は、静かで空っぽのようです。ですが、人生は続きます。孤独にも良い点があります。彼らはきっとどこかで激しく遊び、走り回っていることでしょう。彼らのことを思い出し、微笑み、笑い、そして先に進むのです。

他の人の詩にも、見たり触ったりできなくてもその存在を感じているという私の感覚を表しているものがあります。

あなたの姿は見えないけれど
私の周囲どこにもあなたを感じる
あなたの存在が、私の目をあなたの愛情で満たし
私のハートを慎ましくする
あなたは至る所に居るのだから

ハキーム・サナーイー

エクササイズ

亡くなったペットや誰かの姿を思い浮かべましょう。

彼らに言ってください。「あなたは私の周りのどこにでもいます。ここに、そこに、至る所にあなたを感じています」

――どんな感じがしますか。

今を生きる

今と過去を比べるのではありません。今をただ味わうのです。すると、そうでない姿ではなく、あるがままの現在に感謝することができるのです。

時が経つにつれて、今でも自分の感情が進化し続けているのに驚かされます。長い間、帰宅してドアを開ければ、私の犬がいつも目の前にいて挨拶してくれました。期待でクンクンと小声を出しながら待っていて、開きかけのドアから大きな頭を突き出し、すぐに撫でてもらおうとしたものです。私は我が家に帰ってきたと安心し、自分が愛され、望まれ、必要とされているように感じました。

そんなふうに帰宅するのはとても嬉しいことでした。数時間留守にしただけでも、最高の仲間がかならずそこでワクワクしながら迎えてくれたのです。家に帰るのが一日の最高の部分でした。どんなに上手くいかない日を過ごしても、愛犬の愛情深い「お帰りなさい」が、いつでも楽しい気分にしてくれました。

しかし、ある日、彼が死にました。もういませんでした。それ以降、家に帰るのが苦痛になりました。自宅が近づくと、彼が迎えてくれないのを思い出すからです。重い気持ちで戸口まで来て、ドアを開けて彼がいない悲しみで打ち砕かれました。過去の充実感は現在の空虚さを際立たせていました。私は長いこと、家に入るたびに嘆いていました。

それからかなり経ったある日、帰宅すると妻がキッチンで夕食を作っていました。外は暗くて寒かったのですが、家の中がとても暖かく明るく見えました。私の好物を揚げる良い香りがいっぱいに漂っていました——今夜は天ぷらだ！　ドアを開けると嬉しい気持ちで家に入りました。そして突然、何かが変わったことを知ったのです。空虚で悲しい気持ちにならないでドアを開け、家に入れたのです。彼はもういない、でも大丈夫だ。私は大丈夫、人生も大丈夫。家に帰るのも大丈夫なのだ。

帰宅すれば犬が出迎えてくれる様子をリプレイするのを止めるべきだ、そう知りました。この癖をやめなくてはいけない。ときどき思い出すのはいい、でもいつまでもしていてはいけない。

今では家に帰ると、時には昔の様子を喜びや微笑みの涙とともに思い出しますが、前よりずっと現在に生きています。過去と現在を比べるのではなく、ただ現在をそのまま味わっています。すると、あるがままの現在に感謝できるのです。

こうやって、私は今の瞬間、この現実に暮らしています。すぐ目の前にある機会、もう私の掌中にあるものを摑んでいます。過去のようであってほしいとの願いを手放さなくてはなりません。それはもうないのですから。痛みが完全に消えることはありませんが、時間が癒してくれます。私たちがそれを許すなら。

エクササイズ

頭の中でリプレイしてあなたを苦しめている悲しい場面について考えてみましょう。悲しい状況でも、何か少しでも良いことを見つけてみましょう。

次にそのような状況になったら、立ち止まり、それに気づくようにしましょう。そして、新しいシナリオをリプレイしてみましょう。どんなふうに感じますか。

今が最高

「今が最高」と考えることは、今このときを生きるのを常に思い出すのに役立ちます。理想的な未来が待っているとの幻想に暮らすよりも、与えられたすべてに感謝して生きることなのです。

愛犬たちの死からかなり経ってからでさえ、私は彼らから学び続けています。

私の『スタンフォード大学マインドフルネス教室』が第四刷となったとの知らせを受けて、私は、最初の出版当時の幸せそうな写真を探すことにしました。見つかった一枚には、新しい本を持って、なるほど嬉しそうにする自分がいました。ですが、その背後の壁には私の愛おしい二匹の写真が写っていました。東京で出版関連の仕事を終えて戻るのを待つ犬たちがいるのを忘れないために、私がホテルの部屋に掛けておいたものでした。

辛抱強く待っていた彼らは、私が戻ると喜びを爆発させました。彼らにまた会えて私もとても喜びました。私たちは幸福な家族だったのです。

しかし、わずか数ヵ月後にデュークが散歩中に倒れ、緊急手術の甲斐なく、一週間後に膵臓がんで亡くなりました。ショック状態の私は、現在に意識を向けて、彼のパートナーであるソフィーの世話をしようとしました。ですが、彼女も生きる意志を無くしてしまったようで、二ヵ月後に、彼女が大好きだった黄色い花の畑を散歩しているときに急死したのです。

思いがけなく、この写真によって私は、人生とは得ること・失うことの絶えない繰り返しだと思い出すことになりました——私たちは願うものを手に入れては、大事なものを失うのです。本の出版の喜びとともに、最高の友人を失う悲しみに出会うのです。

この真実が告げるのは、この瞬間をしっかりと生きること——まるで「今が最高」であるかのように生きよということです。私たちはつい「もしこうだったらなあ」と思いがちです。幸せは、欲しいものを手に入れ、魔法のように人生が完全なものになると感じるかどうかにかかっているのです。

それが叶うこともあるでしょう。しかし、その場合にも途中で何かを失っていくでしょう。こうでさえあれば、こうなった時には幸せになれる、そんなふうに思うことのないよう、私は自分に言い聞かせています。願いが手に入る頃やそのすぐ後には、望まない何かも起きるものなのです。

それが人生の必然です――物事は変化し、手に入れては、失います。ヴィジョンや目的を持って努力するのは良きことですが、達成の過程において数々の喪失を味わうだろうとの認識を持つことも必要です。また、自分が望む変化が生じるのを待って努力している時には、「手にしているもの」に感謝して過ごすのではなく、「手にしていないもの」への虚しさを抱えて暮らすことになるでしょう。

完璧な人生などありません。これが「最高」かもしれないのですから、この瞬間を摑むのです。まさに今のこの瞬間が生きているということで、私の人生はこの瞬間より良くはならないかもしれないと、私は自分に言っています。

これは、より良い生活を夢見るのをやめたかのようで、ネガティブに聞こえるかもしれませんが、そうではありません。自分の人生も、だれの人生も、さらに良くなるのを変わらず想像し、願っています。知人や愛する人たちについてはことさらです。

ですが、「今が最高」だと思えば、今この瞬間に生きることをいつでも思い出すことができます。理想的な未来が待ち受けているとの幻想に過ごすのではなく、与えられたすべてへの感謝を持って生きる。今が最高で、これ以上の時間やチャンスが与えられないとしたら、どうするのですか。だから、いつかは良くなると考えて待つのを止めましょう。「いつか」が来ないかもしれないのですから。

「今が最高」とはその日を摑むこと、夢うつつから目覚めて生きるようになるという選択です。

今を生きるのです！　手にしているものに感謝しましょう。得たものを祝い、喪失に耐え、生き生きとこの瞬間を生きましょう。

エクササイズ
繰り返し唱えましょう「今が最高の時だ」。どのように感じますか。

ありのままの君が好き

私は毎日、一人ひとりの子供に対して、大切にしている気持ちを表しています。「自分が唯一無二の存在であると知ってもらうために」私は言うのです。「君がただ君でいることで、この日が特別な日になったよ」。

ミスター・ロジャース

犬たちのことを考えると、卒業の数年後に自殺したジョシュという学生を思い出します。自分の感情を表すことが苦手な、強い若者でした。私に自分の父親と愛犬の話をしてくれたことがあります。犬によくあることですが、死が近づいていた彼の犬は、ひとりで死ぬために森に入っていきました。父子は犬を探しに出かけ、見つけると父親は犬のそばに横たわって両腕に包み込み、犬が息を引き取るまで抱え続けました。息子にとって、父親が温かさを示すのを見たのはこのときだけで、ひどく心を動かされたようです。犬に対して感情を表すことのできた父親が、実の息子にそうできないのは悲しいことでした。それが犬の美しさであり、また、人間の悲劇でしょう。

人間を愛するという課題を自分に課した私に、ミスター・ロジャースの仕事が優れた指針になると思います。

「この世に君のような人は他にいない。私は君が好きだ、そのままの君が」

ミスター・ロジャースは彼のテレビ番組の最後には聞いている子供たち全員に向かってそう言っていました。その番組は三〇年以上も放送され、彼の話はトム・ハンクス主演の『幸せへのまわり道』(二〇一九年)という映画にもなりました。現在、子供たちにはこのメッセージが毎日伝えられる必要があります。

子供はみんな自分が特別であると——自分には価値がありそのままで十分なのだと知る必要がある、ミスター・ロジャースはそう信じていました。これは個人主義的で自己中心的で、日本人にはとてもアメリカ的なメッセージに聞こえるかもしれません。子供に間違った振る舞いを認めると言っているようなもの、と感じるかもしれません。子供たちは自分に満足してしまい、変わるのを拒むようになると心配するかもしれません。

ミスター・ロジャースが言うのは、君が特別というだけでなく、みんなが特別だということです。人に個性を与えて自立を促すこのメッセージは、あらゆる文化の子供たちにとって重要なものです。ですが、アメリカ社会においては、特別であることが極端になり、人のニーズより自分のニーズを先んじるような、破滅的な人格の核となることがよくあります。これはウイルスの致命的な拡大につながった、パンデミックへの悲劇的・個人主義的なアメリカの反応に見られます。

対照的に、日本では罹患者や死亡者の数がはるかに少なかった理由のひとつに、人々がウイルスを抑えるために必要な行動に進んで従ったからと言われています。これは協調性の高い、集団主義的行動の利点ですが、一方で、弱点もあります。日本社会では、子供たちが自分は取るにたらず、世の中に必要とされていないように感じていることがしばしばあります。唯一の存在などではない、あるいは、自分の特異性は評価されていないと感じているのです。

子供一人ひとりに特別な存在だと知らせることで、個人でありながら集団の一部でいなくてはならないと、バランスの取れたメッセージを送ることができます。アメリカの心理学者であるカール・ロジャーズ博士は、人は無条件の肯定的な評価を必要とすると考えました。これが意味するのは、その人間性への敬意——その人の生来の善を認めるということです。それがウェルビーイングの基盤をなすのです。

「ありのままの君が好きです」はこれを伝えるひとつの方法です。ロジャーズ博士は、カウンセリングにおいて、彼らを変えようとしたときにはクライアントは変わりませんでした。しかし、彼らをあるがまま受け入れるようにすると、彼らは変わっていったのです。
これは、何年も前に医師の森田正馬《まさたけ》が発見した、人間の行動の大いなるパラドックスです。受け入れることで解放され、人は変化することへの抵抗を克服できるようになるのです。他人と戦う必要がなくなったとき、変わる責任を自分で引き受ける必要があります。あるがままからは、生きるエネルギーが湧き出てくるのです。

チャーリーはこんな話をしてくれました。
「私は何年もちょっとノイローゼ気味で、不安で、憂鬱で、自分のことばかりでした。みんなから変わらなくちゃいけないと言われて、その通りだと思っていましたが、みんなに腹を立てていました。だって、私は変わりたかったけど、どんなに頑張ってもできずにいたのですから。傷ついて、無力で捕らわれたように感じていました。そうしたら、ある日、友達が言ったんです。『変わらないで。ありのままの君が大好きだよ』
その言葉は、私の耳には音楽のようでした――『変わらないで、変わらないで、変わらないで。ありのままの君が大好きだよ』。気持ちが休まって、元気を取り戻して、そしたら突然私は変わったんです！　今ならわかりますが、私は、自分が変わる、変わらないにかかわらず、自分を愛してくれる人が見つかるまでは本当には変われなかったのだって」

変化を操る力を持とうとする強固な意志が「自分を変える」という表現には見られます。これは良いものですが、「自分が変わる」という表現に見られるような変化への開放性を生み出す意欲もバランスよく持つ必要があります。

積極的に自分を変えるというのは、日本でベストセラーとなったある本で紹介されたアメリカの心理的アプローチです。人気となった理由は、それが美しく、ブロンドで、才能のある、アメリカ人のスタンフォード研究者の教授によって提案された、変化への魔法のようなコントロールに思えたからでしょう。意志によって変わることができる方法があるとの期待と幻想を与えたのです。

変化において意志は確かに重要ですが、自分を変えようとすることには本質的な問題が存在します。それは、私たちが、自分には問題がある、治さねばならない欠点があると考えてしまうことです。そのため、自分に決して満足することができません。絶えず自分には何かが足りないと感じる状態にい続けることになるのです。

人生で学ぶ厳しい教訓のひとつが、どんなに望もうと、意志の力だけでは自分を変えることができないことがあるということです。時には、不完全な自分自身を受け入れることで人は変わります。意志によって変わろうとするより、変わることに意欲的になるのです。

経験を通して、私たちは誰かを変えることができないことも知っています。でも変えるのは無理だとしても、彼らの変化する能力を信じることで、力になることができます。サポートし、その方法についてのガイダンスを与えることは可能です。

ミスター・ロジャースは、人々を見ることで、彼らを助けています。映画『幸せへのまわり道』の中で、彼は思いやりの心を新聞記者のロイドに広げますが、ロイドは自分は弱い人間なのだと言います。しかし、ミスター・ロジャースは言います。「私はあなたを弱いとは思いませんよ。強い信念の方として見ています。正しいこと、間違ったことをご存知ですから」

ミスター・ロジャースは、死の床についているロイドの強情な父親ジェリーについても、彼の中にある善良な部分を見ています。自分のために祈ってほしいとジェリーに頼むことで深いつながりを結び、その後、ジェリーが今、神に近い存在なのがわかるとロイドに説明するのです。


ジェロームが質問しました。

「『ありのままのあなたが好き』だと人に言うのはいつも良いことでしょうか。悪いままでいいという言い訳を与えることになりませんか。この言葉は一部の人に有益であっても、良心を持っていなくて、悪い自分に問題なしと思う人もいるのではないでしょうか。正しいことをしてくれると信用できるものでしょうか」


僧侶の鈴木俊隆は「ありのままのあなたが好き」に「でも、さらに良くなると信じています」と加えて、その言葉に潜むメッセージを表しています。私たちは子供をあらゆる不完全さとどもに受け入れながら、同時に、今の行動を改善していくだろうと信用しています。誰かを好きだからと言って、良くない振る舞いを見逃したり許すことにはなりません。

自分の本質的な善を肯定されながら、それに応じることができない人も確かにいるでしょう。ひどい人生経験で得た傷が深すぎて、受けた信頼に対してポジティブに反応できないのです。ですが、自分の中に良さを見てくれる誰かがいれば、たいていの人は変わることができると私は思っています。「ありのままのあなたが好き」だと伝えて他人を受け入れるには、自分も含めた人間には基本的に善良さが備わっていると信じる必要があります。

私が銃で人を殺した男性のカウンセラーをしたときには、自分が彼を憎んでいないと気づいて、驚いたことがあります。彼はただ、私と同じ不完全な、ひとりの人間だったのです。

ミスター・ロジャースは子供たちに、自分の能力を信じていい大人になるように教えます。子供たちがいつでも最良の行動をするとは限らないため、感情や行動を制御する方法が身につくよう助けていく必要があると認めています。そして、そのための方法が、子供に感情を口にして管理することができると教えることだというのです。彼はまた、死についての話を避ける大人も、死について話し、管理することが可能だと考えることが役立ちうると考えました。

彼のメッセージは子供に向けられていますが、人生を通して重要なものです。自分の感情をよりよく理解してそれを自分で管理できると信じるのに、誰にでも役に立つのがマインドフルネスです。衝動や感情に従って行動するのではなく、立ち止まって息を吸う、そして本当の自分が現れるような振る舞いができると思うことができます。私たちは自分自身でいながら、愛される存在なのです。

私たちは唯一で特別な存在であり、それは良いことだというのがミスター・ロジャースのメッセージの中心です。正しいことを知って行う力はすでに私たちの中に備わっているのです。このような無条件の肯定的な評価・受容は、子供たちを自分を愛して、より良い人間になるよう励まします。自分の運命を見つけるには、自分自身を受け入れて好きになることで、本当の自分は良き存在だと信じることなのです。

授業では、「ありのままのあなたが好きです」とお互いに言い合うエクササイズをします。私は、戸惑わずに言えそうなら「ありのままのあなたを愛しています」と言うようにさせていますが、それは難しいと思う学生も何人かいます。そうした習慣のない文化背景の学生たちです。一方、主流のアメリカ文化を背景にした学生には簡単に口にできる言葉です。「愛」という言葉は気楽に、アメリカ文化では、さまざまな感情の表現として使われているからです。ロマンチックで性的なものに限らず、他者、動物、もの、現世や神への温かな感情など、さまざまな種類の愛が存在するのです。

授業ではこの言葉を互いに言い合った後、どんな感じがするかと聞いています。

サミー「ニコニコしすぎて顔が痛いです」

ジョイ「『ありのままの君』と言われたときの自分の感情に驚きました。とてもパワーのある言葉です」

ベン「『愛している』と言うのが自分にはすごく難しいのだと知りましたが、でも、それを言うのも聞くのも気分がいいことだとも知りました」

スタンレー「最初は、結局のところ本心から出た言葉じゃないよねと思っていました。数週間前に会ったばかりの人たちに、本当に愛なんだろうかって。でも、これをしているうちに、それが本当のように感じていると気づきました。私が感じていたのは愛なんです」

エクササイズ

あなたの大切な人に「ありのままのあなたが好きです」と言ってみましょう。「ありのままのあなたを愛しています」でも構いません。どんな感じがしますか。

失敗から学ぶ

自分が不完全であることは誰もが知っており、自分を愛することに困難を覚えます。犬が見せる無条件の愛情は、何を教えてくれるものでしょうか。欠点があっても私たちは愛すべき存在であること。そして、あるがままで愛される存在であることでしょう。では、この無条件の愛情は私たちに何をしてくれるのでしょうか。

もしスター・ウォーズ映画のファンであれば、登場人物のヨーダをご存じでしょう。彼は禅僧のような年配の賢者で、ルーク・スカイウォーカーにジェダイの騎士になる方法を教えます。幻滅し落胆した初老のスカイウォーカーを諭します。ヨーダはこれ以上ないタイミングで現れ、幻滅し落胆した初老の男に「若きスカイウォーカーよ」と呼びかける場面では、年長者であるヨーダの智慧と慈愛が感じられます。

ヨーダにはいくつか伝えるべき事があります。ひとつは、スカイウォーカーは答えを外に探し続けているが、必要なものは彼の目の前にあるということです。ただ、目を覚まし、それを見るだけで良いのです。ヨーダは言います。

「お前はいつもはるか彼方を目指しているが、お前が必要としているものはまさにここにあるのだ」

第1講でも出てきた明珠在掌という仏教の言葉に、このメッセージを見ることができます。自分に欠けていると感じるものを外にあれこれ探しに出たあげく、家に戻って自分自身の中にある豊かさと平和を発見するという真実を、思い出させてくれる言葉です。

ヨーダからのもう一つのメッセージは、人生で失敗したとしても、次の挑戦に最善を尽くさねばならないというものです。スカイウォーカーは敵との戦いに応援を求められながら、過去の失敗を理由に断ったのです。

「僕は彼女が必要とするような人になれない。僕は弱く、浅はかだ」

それに対しヨーダは、スカイウォーカーには欠点があり、彼が失敗したことと、もう一度失敗してはならないことを認めます。

「そう、お前は失敗した……。だが今度は失敗してはならないのだ」

このメッセージには七転び八起きと似たところがあります。人生で失敗は必ず、何度も起こります。私たちの課題は、失敗の後に何をするかです。あきらめてしまいますか？　それとも立ち上がり、歩き続けますか？

ヨーダからの三つ目のメッセージは、スカイウォーカーは完璧である必要などなく、ただ知っていることを人に教えれば良いというものです。もちろん、彼は自分が得意とすること、彼の特殊な能力やスキルを教えられます。ですが、それ以上に、失敗から知っていることを教えられるのです。実際、これは経験したために知ったことなのです。

「これまで学んできたことを手渡すのだ。強さ、熟達……。それに弱さや愚かさ、失敗も。何より失敗した経験だ。それこそが偉大なる教師なのだ」

これは、弱さや謙虚さの価値についての内省を促してくれる場面です。自分に得意なことがあれば人に教えられますが、常に強く完璧である必要はないと、私たちに自信を与えてくれます。そのままの自分を受け入れることは、心を解き放ち、これまでの自分を超えていく新たなエネルギーを生み出します。欠点を持ち、失敗し、そこから学び、学んだことを教えれば良いのです。

ヨーダの最後のメッセージは、教える立場のすべての人を感化し、謙虚に変えるものでしょう。

「われわれは、成長した彼らが超えてゆく存在だ。それがあらゆる師にとっての責任だ」

人生で完璧さは、可能でも、必要とされてもいないことを改めて知らされます。私たちは人間に過ぎず、人であるとは不完全ということです。師と呼ばれる人でさえ不完全なのです。どんなリーダーも、完璧に強い熟達者である必要はなく、不完全で弱く、生徒がそのポテンシャルを発揮するための力を授けることに全力を尽くすのみです。そして、生徒らが自分を超えて偉大になるようにと願うのです。

この場面で、ヨーダはスカイウォーカーに、弱く、人間らしく不完全であることを自分に許し、次の挑戦に全力で臨まねばならないと教えます。無条件の愛情をヨーダが注いでいるようにも思われます。そうした愛を受けたとき、私たちはどうなるのでしょうか。

スカイウォーカーは生まれ変わります。新たな活力を手にし、もう一度生きてジェダイの騎士としての定めを果たそうと決意します。これこそ、無条件の愛を受けた人に生じることではないでしょうか。それは私たちのベストな部分を引き出し、私たちをより愛される存在へと変えてくれるのです。私たちは愛されうる人間だし、愛されているのだと知らせることで。

エクササイズ

これまでの失敗にどのようなものがありますか。
そこから何を学びましたか。

金継ぎ

誰でも無条件の愛が欲しいと願います。スカイウォーカーのように、自分の欠点のせいで愛されないのだと私たちは感じています。だから欠点を隠そうとします。しかし、それよりもっと良い方法があることを示すのが、「金継ぎ」の話です。

美しい茶器が壊れてしまったため、修理のために窯元に送りました。それが戻ってきたときは驚きでした。新品に見えるようにヒビを隠して直すかわりに、壊れた部分が金の漆で強調されていたのです。この金継ぎという方法は、ダメージを隠すより目立たせて、修繕箇所をその茶器の歴史の一部として生かすものです。壊れたものを、元の姿よりもさらに美しく変容させるのが金継ぎです。美しさを、もの自体の物理的な完璧さにではなく、それが表す経験の豊かさに見出すのです。

金継ぎは人間のありようのメタファーです。私たちはみんな傷つき、壊れています。壊れていることを隠したりせず、自分の一部なのだからと、目に見える形にしてオープンに見せてもよいのです。人生は私たちを壊し続けるでしょうが、自分を修理するかどうかや、いつ修理するかについて自分で選択できます。私たちの最大の課題は、どうやって自分を戻すかなのです。傷に埋め込まれているのは、痛みや苦しみばかりでなく、勇気や希望、レジリエンス、受けた親切、感謝、回復などもあります。

あまり傷ついていない人もいます——そうした人は幸せに生まれ、幸せなままでいるように見えます。幸運に恵まれ、トラウマもさほどではありません。その幸せは、ニューロダイバーシティ（神経多様性）のためかもしれません。人にはそれぞれ神経学的な違いがあり、感情が制限されていると同時にレジリエンスに優れ、困難をも含むすべてにおいて、冷静に処理できる人がいるのです。

しかし、たいていの人は苦しむもので、なかには抗えないような傷やトラウマを経験する人もいます。また、幸せでなくてはならない、つまり恐怖や孤独、混乱や疑念などあるべきでない、というせいで苦しむ人もいます。自分が幸せでないのは何かが間違っているせいだと思ってしまうのです。

メタファーとしての金継ぎは、治癒について理解するのに役立ちます。苦しんでいるときには、人は「もう一度、前みたいに感じられるようになるだろうか」と問います。正直に言えば、答えはノーです。経験によって私たちは変化し、昔の自分に戻ることはできないからです。ですが、人生のかけらを元に戻すなら、以前よりも豊かな自分になっていると気づくかもしれません。完璧さを求める心を手放すことで、私たちはより一層、人間らしく成長していくのです。

金継ぎは、人生における再構築をどのようになしうるかを、目に見える形で教えてくれます。失望や喪失は誰もが経験します。充実した人生を送るためにもっとも重要となるのが、人生の再構築に必要なレジリエンスです。苦しみが人間であるうえで不可欠な傷として理解できるなら、私たちは苦しみと創造的に関わることができるでしょう。私たちはいずれ死ぬこと、壊れていること、そしてその状態を理解することから私たちの解放が始まることを思い出すのです。

完全さや完璧さが手に入るなどという誤った幻想のために、私たちは孤独や痛みのある人生から誰かが、何かが救ってくれると、ありもしないことを望んで暮らし続けています。苦しいのは、孤独感を取り去って自分を完成させてくれる男性や女性、出来事や出会い、素晴らしい経験、グル、宗教、機械装置などを必死に探しているためです。これは幻想であり、完全でも完璧でもない人間という状態から脱することはできないと認識することで、人は成熟します。

人間が不完全な存在であること、苦痛や失敗は必然だと受け入れられれば、痛みは和らぎ、心を穏やかにすることができます。苦しみの中にも意味や、喜びさえも、見出せるようになるかもしれません。

引き裂かれた自己を認めることは、引き裂かれたと感じること自体は決して悪いことでないと受け入れるということです。心が砕けても、癒され、可能な限り完全な状態になることはできるのです。悲しみ、絶望、苦しみを経験しても、それは精神の欠損ではなく、受容という究極の精神性を手に入れたのです。暗闇を知ることで、光への感謝を知ります。壊れた経験は、私たちを成長へと導きます。

レジリエンスの本質は、私たちそれぞれが経験から学ぶことで、トラウマになるような出来事に対処する方法を見つけ出すところにあります。そこから手に入れられるものをすべて手に入れて、この経験で自分は唯一性と貴重性を獲得したのだと、自分に自信を持たせることなのです。

アーティストのグッゲンハイムは、人間の体についた傷跡を金色の縫い目に変えるというパフォーマンスアートを行います。乳房切除から皮膚移植まで、この金継ぎの作業とパフォーマンスは、参加者の身体の物語を照らし出します。傷跡を金色にすることで、私たちは治り、体についた跡を貴重なもののように捉えて自分を見つめることができるのだと強調しているのです。

金継ぎは、壊れた不完全な人々を視界から取り去って捨て去るべきでないことを示唆しています。何かが壊れていても、もう役に立たないということではありません――破損があるからこそ以前にまして貴重なものなのです。修繕と再構築の中で、人は癒され、より全体的なものになっていきます。自分が不完全だからといって、あきらめたり、隠れたりする必要はないのです。金継ぎが表しているのは侘《わ》び寂《さ》びという禅を基盤とした哲学で、古くなり、壊れ、非対称を特色とし、地味で、優しく、寂しげな経験にある不完全さが持つ美に価値を置くものです。

人がオープンさ、弱さ、優しさを持って集うときに、私たちはコミュニティとして金継ぎを実践します。自分の傷を誰かの治癒の元にするためには、表面的な痛みの共有ではなく、自分の傷や苦しみはみんなに共通する深い人間のありようから生まれるものだと常に意識する姿勢が必要です。傷は、失望や苦しみの元であるだけでなく、私たちの人間性の表現だと理解するのです。

自分や他人の痛みを取り除くことは私たちにはできませんが、お互いを招き入れて自分たちの苦しみを認識し、痛みを共有できるレベルに保つことはできます。自分の傷から逃げたり隠したりする必要はなく、その傷を人生への共通の探究に動員できることに気づくなら、その傷は変容します。絶望の印が、希望の兆しに変わるのです。

コミュニティとしての金継ぎが癒しとなるのは、傷が治って痛みが軽減するからではなく、新たな視点への入り口となるからなのです。そのとき、互いの告白はともに希望を深めることに変わり、弱さは訪れる力の先触れとなるでしょう。

『死の瞬間』で知られる精神科医、エリザベス・キューブラー＝ロス博士は、もっとも美しい人とは、敗北、苦しみ、苦闘、喪失を知ってその深みから抜け出す方法を見つけた人だと言いました。こうした人たちには感謝や感受性、そして人生への理解があり、慈愛や優しさ、深い愛に満ちた気遣いに満ちているのです。

同じことが犬についても言えるでしょう。人間のように、すべての犬が深みから抜け出せる訳ではありません。犬は愛されますが、虐待を受ける犬もいます。乱暴な扱いの恐怖から救出された犬が、深みを抜け出す方法を見つけて元気を取り戻す様子は、希望を与えてくれます。彼らの信じられないほどの忠誠心や、一見、どこまでも人間を信じて生を楽しむことができるその力には、学ぶことがあるでしょう。

私たちを見ているとき、犬は何を見ているのでしょうか。おそらくミスター・ロジャースのように、私たちの善良な部分、私たちの全体性やヒビなど全部を見ているのでしょう。私たちに欠点があろうと構わないのです。それが自然で不完全な人間らしさなのですから。彼らは本当の私たちを見ているのです。「そのままのあなたを愛しています」とは、エクササイズによって自分自身や愛する人たちに贈ることができるようになるギフトです。そして、日常で出会い挨拶を交わす人々に対して「そのままのあなたが好きです」と伝えることが、人間として、誰とでも絆を結ぶ方法なのです。

第5講

生きることに価値はありますか

ケリーはなぜいのちを絶ったのか

次の授業が始まる少し前に、一人の学生からメールが入りました。

「先生、お聞きかもしれませんが、キャンパスで自殺がありました。知っている人なのでとても動揺しています。キャンパスで有名な人物でしたからもう大勢が知っていて、みんな衝撃を受けています。何が起きたのかを授業で考える時間があると良いかもしれません」

また自殺です。若いいのちがまたもや失われました。

この一件は、公表はされていたので私の耳にも届いていました。亡くなったケイティ・メイヤーは、全米注目のスーパースターアスリートで、スタンフォード大学女子サッカーチームのキャプテンを務め、NCAA女子サッカー選手権でスタンフォードが三度目の優勝をしたときの立役者でした。彼女は若い女性のあらゆる望みを叶えたかのような人物でした——美しく、優れた運動能力と知性をもち、有名で、成功し、カリスマ的な存在でした。そんな人がいのちを絶ったとすれば誰もが理由を不思議がり、こんな成功者でも自殺するのなら、みんな弱い存在なのではと恐れます。その晩、サッカー場に数百人の学生が集い、キャンドルを手に静かに腰掛け、ケイティの死を悼みました。どうしてこんなことになったのだろうと誰もが思いましたが、誰にも手がかりはありませんでした。

授業では、ケイティ・メイヤーの死がどのような影響を私たちに与えたかを話し合いました。彼女は並はずれた人物ではありますが、彼女の死が意味するものは、大学のキャンパスで進行中のメンタルヘルスの危機だったと私は考えています。うつ病や自殺はアメリカ中の大学で蔓延しており、そのうえスタンフォードのような学校では、完璧でなくてはならないというプレッシャーが学生にのしかかっているのです。

授業では、ケイティと知り合いだったシャーリーが思いを語ってくれました。

「確かに、エリートアスリートならプレッシャーは相当ですが、どんな大学生にも大きなプレッシャーがかかっています。大部分は自分で課しているのですが、家族からくることも多いです。学費が高額なため、これ以上借金を増やさないよう早く卒業しなくてはいけないからです。学生は内外から、失敗するという選択肢はないというメッセージを何年も受け取っているのです」

私たちはケイティの自殺の理由を知る手がかりがないまま、第2講でも触れた数年前に起きたスタンフォードの別のスター選手の自殺について考えてみることにしました。アメリカのナショナルチームの自転車競技選手で、二〇一六年のリオデジャネイロ五輪で銀メダルを獲得したケリー・カトリンは、一九年三月七日、スタンフォード大学寮の自分の部屋でいのちを絶ちました。わずか二三歳でした。

自殺の数ヵ月前の二〇一八年一一月には、ワールドカップのトラック競技の表彰台に立っていました。旗が振られてファンの歓声が響くなか、彼女のチームは二位でフィニッシュしたのです。世界チャンピオンを三度経験したケリーは、この勝利は、二〇二〇年東京オリンピックで金メダルを獲得するための前段階だと考えました。スタンフォードでの修士号の取得に向けて学びつつあり、コンピュータサイエンス専攻の彼女の未来も明るいものに見えました。

では、なぜ彼女は生き続ける目的を見つけられなかったのでしょう。また、彼女の思いが身近な人にもわからないというのはどういうことでしょう。

一月、彼女が最初の自殺を試みた数日前に、ケリーは死ぬのが怖いと書き記していました。「精神が存在しなくなるとはどんな感じだろう。想像もつかない。恐ろしい」

彼女はそれについて泣いていましたが、泣かないことを誇りにしていたからさらに落ち込んだと書いています。妹のクリスティンには、セラピーを求めるのは弱い証拠で、苦しんでいるほうがましだと話していました。

ブログでは、サイクリングのキャリアと大学院の両方をやりくりすることを「ナイフでジャグリングする」と表現し、こう言っています。「本当にたくさんナイフを落としてしまっている」。また、こうも綴っています。「アスリートでなかったら、私は何者でもない」。

ケリーは、自分に起きていたこと、自殺という過激な決断へと導いたものについての、証言を書き残しています。

どんなにうまく時間管理や自己コントロールをして、練習し、ベストを尽くしたところで予想外の物事は起きる。人生はいつ、何が起こるかわからない。骨折や脳しんとうなどのケガだけでなく、教科書を無くしたり、インターネットが遅かったり、イライラすることも起こる。予期できないことには備えられない。

一番強い人は、自身の弱さを認められる人だ。そして、必要な時に助けを求められる人。それこそが、私が苦しみながらようやく学んでいる教訓。今も私はできていない。アスリートは痛みを我慢し、愚痴をこぼさず、いつも自己新記録を出す挑戦を続けるようにストイックにプログラムされているから。

忘れないで——筋肉と同じで、精神が疲れているときは休ませることでしか回復できない。疲れているなら、躊躇せずコーチに休みたいと伝えて、自分を休ませるべき。自分を傷つけてはいけない。


ケリーが教えてくれるのは、頑張るのは美しいことだが、自分の限界を知ることも必要だということです。これ以上できないと感じたら、自分を思いやり、助けを求めなくてはいけません。それは弱さではありません。人間はみな不完全ですから当たり前なのです。必要なときに、誰もが助けを求めるべきなのです。

どうしてケリーは自殺したのでしょうか。明確な答えはどこにもありません。自殺は複雑なものので、心を不安定にさせる出来事、脳内化学物質、精神的な苦闘の持続など、複数の要因が関係します。ケリーの場合は、是が非でも成功するという性格、過度のトレーニング、ストレス、寮で亡くなっているのが発見された一ヵ月前の一月の自殺未遂で負った傷なども要因のひとつであったでしょう。

しかし、ケリーは八歳のときには、すでに自分の生きる指針を確立していました。身体的不快感を決して感じまいという誓いを立て、それによってワールド級のアスリートに登り詰めたのです。しかし、それと同時に、痛みを与えうる親密な人間関係を築かないように、自分自身に言い聞かせてもいました。そのため、こんな言葉が悲しくも目につきます。「決して愛さない」。「絶対に感情を表したがらないのをみんな知っていました」と妹のクリスティンは言っています。

「自分の気持ちを誰にも話したことがありません。最後の最後まで。あまりに成功に取りつかれてしまい、他人から自分を閉ざすようになってしまったのです。私たちはいつも両親から、本気で取り組めば、望むすべてにおいても成功しうると言われてきました。今考えると、もしかすると私たちはそれを少し捻じ曲げて、一番でなければ価値がないと思うようになったのかもしれません。ケリーはそう信じていたように思います」

私たちは自分を、達成を生み出す機械ではなく、人間でいさせてあげなくてはいけません。学生でも、アスリートでも、社会人でも。

ケリーについて考えるうちに、私は子供の頃、ショックだった出来事を思い出します。アメリカで子供時代を過ごした私にとって、オリンピックは日本人選手を応援する機会でした。私が好きだったのが、長距離走者の円谷《つぶらや》幸吉です。一九六四年の東京オリンピックのマラソンで、私が期待に胸を膨らませて見守るなか、彼はスタジアムに二位で姿を見せ、最終トラックでイギリス選手に追い抜かれていきました。それでも銅メダルを獲得したのですが、報道によると円谷はこの失敗に打ちひしがれ、四年後のオリンピックでの挽回を誓ったそうです。

ランナー仲間の君原健二は、円谷がこう言ったと話しています。

「日本の人たちの前で許されない大失敗をした。お詫びに、次のメキシコ五輪では日の丸を掲げなくては」

しかし、彼はそこに辿り着く前に、疲れてしまいました。身体が痛み、約束を果たせなかったことが心をへし折りました。それでも、東京郊外の自衛隊施設で、メキシコシティ五輪に向けた激しいトレーニングを続けていました。国のためにアスリートとして金メダルのみを目指すべきとの意見もありました。円谷はアスリートであるだけでなく、人間であることを望んでいましたが、それは叶わないと感じて人生を終えることにしました。ケリーのように、おそらくはケイティもですが、疲弊していながら助けを求めることができなかったのです。

結局、メキシコへの出場は果たせませんでした。一九六八年一月九日、血に染まった円谷の遺体が寮の部屋で発見されると、空気を切り裂いてアラーム音が鳴り響きました。遺書は、両親や兄たち、お世話になったトレーナーへの感謝や、仲間のランナーたちへの励ましがつづられ、次のように締めくくられていました。

「父上様、母上様、幸吉は、もうすっかり疲れ切ってしまって走れません。何卒お許し下さい。気が休まる事なく、御苦労、御心配をお掛け致し申し訳ありません。幸吉は父母上様の側で暮しとうございました。」

彼は二七歳でした。これを読むと、悲しみと心の痛みに襲われます。

授業では、しばらく沈黙があった後、レイチェルが口を開きました。

「このアスリートたちが弱さを見せられなかったことが悲しいです。ひとりで抱えなくてはいけなかったのは、辛かったろうと思います」

ローリー「もし彼らがこのクラスにいたら、人間の本質的な弱さを含めて、みんなで彼らをそのまま愛したでしょうし、彼らは愛に包まれていると感じて大丈夫だったのではと思います」

ジェローム「でも、こういう授業を受けられない人は、人間としての自分の弱さを受け入れる方法を学ばなければなりません。学生でも、アスリートでも、社会人でも、達成を生み出す機械じゃなくて、人間でいることを自分に許さなくてはいけません。一番でなくても、金メダリストでなくても、スターにさえなる必要はないのです。ただ自分自身でいるべきなのです」

沈黙を破ってエリカが尋ねます。

「どうすれば不完全な自分自身を受け入れられるのでしょうか」

そこで私は、一九九二年のバルセロナオリンピックのマラソン銀メダリストである有森裕子の話をします。九六年のアトランタオリンピックにおいて銅メダルを獲得した彼女が見せたリアクションは、円谷とはまったく違ったものでした。彼女は「自分で自分を誉めたい」という言葉で有名になり、メダルは（金ではなく）銅でしたが、目標は全力を尽くすことで、それができたために満足していると話したのです。

私たちは完璧さを求めることの無益さ、悲劇性について考えます。結果への執着を手放して、最善を尽くし、努力するだけで満足を得られるものだろうか。そして、有森が自分に見せた思いやりを、自分たちにも見せていこうと決心します。

有森が自らを誉めたことは、一部の批評家の目に日本人らしくない行動として映りましたが、じつのところ、不完全さを重んじる伝統は存在しています。禅宗が強調するのは、人間の生の本質としての不完全さです。侘び寂びの考え方は、奇妙さ、風変わりさ、質素さ、型にはまらないものを評価し、あなたや私、すべてのものの不完全ゆえの見事な独自性を褒め称えます。不完全さを受け入れて空虚さを理解することが、磨かれていない自分を、悟りの第一歩として今ここで、あるがままに大切にする方法であると尊重されるのです。人間の欠陥のある美しさにマインドフルに注目し、その価値を認めるのが侘び寂びです。

モニカが質問します。

「自分を伝えたりオープンになるように、日常生活でできることはありますか」

私がみんなに勧めるのは、第一回の授業で紹介した「I see you」のエクササイズで、今度は特に相手が大丈夫かという点を見るようにします。ケイティは一見問題なさそうに見えたとのことですが、周りは本当に彼女を見ていたのでしょうか。本当に耳を傾けていたのでしょうか。

エクササイズでは、自分があなたのためにここにいると伝えるために、「I am here」という返答を強調しました。「私が必要になったらいつでも連絡して。名前を呼んで。できるなら助けとなりたいから」。苦しんでいる人が手を伸ばせるよう、この姿勢をふだんから養いたい、それだけでその人は安心するかもしれない、というのが私たちの結論です。そこに誰かがケイティのため、ケリーのため、ジョシュのためにいたら、彼らは今も生きていたかもしれません。

そして私たちは、いつでも試せる次のエクササイズに取り組みます。

エクササイズ

1　現在、あなたが休息を必要としていることはありませんか。自分に一〇回こう言ってみましょう。「休まなくては」

2　あなたが誉められてしかるべきことはありませんか。自分に一〇回こう言ってみましょう。「頑張った自分を誉めてあげたい」

何のためなら生きられますか

自殺に関する議論を交わした後には、一息つかねばなりません。私はおやつを差し入れるのが好きです。カリフォルニアの日差しのなかを戸外に立っていると、辛すぎる物事を見つめたばかりの私たちの心がやすらいでいくのが伝わってきます。光を浴びて一緒にお煎餅を食べてお茶を飲もうと外に出てくると、明るさが訪れます。食べ物は魂を癒す薬です。

休憩後は自殺をめぐる議論を再開し、生きる理由が見つかればいのちを絶ったりしないのではという点が焦点となります。私たちは映画『硫黄島からの手紙』（二〇〇六年）のあるシーンを観ます。第二次世界大戦の終盤、アメリカ軍がこの島を守ろうとする日本軍を圧倒し、敗北が近いのは確かです。最高指揮官の栗林忠道中将は自決の準備を始めます。しかし、彼は突然、自分の中に別の気持ちがあることに驚きます。

「不思議なもんだな。家族のために死ぬまでここで戦い抜くと誓ったのに、家族がいるから死にたくない思いがある」

ある大義のために死んでもよいと宣言するような暗闇の瞬間には、おそらくこうしたパラドックスが人を襲うのでしょう。その大義のために生を願うことは可能でしょうか。あるいは、何か他の大義のために？

痛みを伴う病に苦しみながら、こうした問題に勇敢に立ち向かった友人がいます。彼は、死んだほうがよいと思ったこともあると言います。それでも何が彼を歩み続けさせているのかと私が尋ねたときに、彼は答えました。

「自分がまだこの世で役に立ちたいと思っていることに気づいたのです。世の中を良くするためにもっと自分にできることがあると。だから、残された時間でできることをしようと決めました」

二〇一九年三月に、私はスタンフォードの学生たちを連れて独園寺を訪れました。東京から二時間、巨大なアメリカ海軍基地が影を落とす横須賀市にある、臨済宗のお寺です。「自死・自殺に向き合う僧侶の会」の共同代表でもある住職の藤尾聡允和尚が私たちを温かく迎えてくれました。

彼の寺は、うつや自殺志向への助けを求める人たちに、いつでも門戸を開いています。朝、お寺の門を開けると、誰かが待っていることもあるそうです。疲れ切った様子で、話ができない、多くを話せないということもあります。そこで彼が最初に行うのが、口を開かず傾聴に徹すること、そして自分の気持ちを彼らのレベルに合わせるように鬱々とした状態まで下りていき、相手に会うことです。これには時間はかかりますが、本当のつながりが結ばれた感じをもたらしてくれます。その人が徐々に反応するようになり、目に見える変化が現れるようになることもあります。

自分に何ができるか、何をすべきかを尋ねるようになる人も現れます。彼は、本当に「正しい答え」はないと感じつつ何か返答をして、一緒に解決方法を考えましょうと励まします。時間をかけて、次第に藤尾和尚は自分自身の考えから話しかけるようになり、深みから抜け出して一緒に登っていきましょうと誘います。

藤尾和尚は、この二〇年あまりで人々の意識が変わり、僧侶が親しみやすい存在になったと考えています。カウンセリングはうつに悩んだり自殺を考える人ばかりでなく、自殺で家族を失って苦しむ人々にも提供されています。残された人の多くが、自殺の兆しに気づいて止められなかったことを悔やんでいます。自分の大切な人は自殺してしまったが天国に行けるだろうか、ちゃんとした葬儀をしてもらえるだろうかと質問されることもあります。仏教において自殺は不幸なことですが、絶対的禁止を設けていないし、いのちを絶った人の運命に絶対的評価を下したりしないことを彼は説明します。藤尾和尚は、死に方がどうであろうと、仏陀の慈悲によって誰もが極楽浄土に行くと信じています。

毎年行われている追悼法要では、藤尾和尚は、遺された人たちに死者に宛てて手紙を書くように言います。手紙には、死者への愛や痛みや怒りなどを表すと同時に、自分たちは大丈夫だと死者に伝えるよう促します。この手紙はそのあとで燃やされ、送り主は、煙が天に昇ってメッセージが届くのを思い浮かべます。同じ経験と感情を持った人々が会するこうした儀式によって、参加者から大きな安堵と癒しの声が聞かれることも多いのです。

参加者は感謝の言葉を口にしますが、自殺という死因のために多くの人が身内だけのごく小規模な葬儀を行っていたり、その後、コロナ禍にあって葬儀自体がなされないことも増加したため、そうした儀式がとても重要なのです。参加した多くの人が、もう一年やっていけそうだという気持ちを語ります。

藤尾和尚の寛大さや慈悲の心に感銘を受けた学生たちと私は、門のところで、微笑む和尚と別れます。日本において、仏教の自殺防止活動が、仏教による社会貢献の動きの高まりのひとつとして展開しつつあることは励みです。多くの僧侶が公的な場、特に、自殺願望者のみならず未成年非行者や心に傷を負った被災者への精神的ケアの分野へと参加しつつあります。

学生たちには、授業までにドキュメンタリー映画『いのちの深呼吸 (The Departure)』(二〇一七年)を観てくるよう、伝えてありました。根本一徹という若い男性の人生についての映画ですが、生死に関わるひどいバイク事故を経て変容を遂げた人物です。彼は看護師や他の人々の優しさに触れて、虚無的で快楽を追うばかりの自身の生活の虚しさ、空虚さを知ります。そして仏教の僧侶となり、担当の看護師と結婚して息子をもうけました。彼の叔父が自殺していたこともあって、彼はいのちを、特に自殺願望のある人を救うことに人生を捧げているのです。

援助の方法には、ライフラインの電話から助けを求めてきた人に電話口で話しかけたり、訪問したりします。彼は言います。

「望みがない、生きていく理由がないと、皆さんやって来ておっしゃいます。私はないものを追いかけても無駄ですと言います。一緒にいることで、私たち自身の望みをつくりましょうって」

彼の声を聞くだけでありがたいと思う人もいます。彼がそこにいるとわかるだけで十分なのです。それほどまで追い込まれた状態の人々が、彼が気にかけてくれていると知って安堵するのです。

私は、誰かを救うことなどできないと学生に伝えています。私たちにできるのは、彼らの痛みに共感することです。抱えている問題を打ち明けてもよいと思える雰囲気をつくることです。そして、死とは永遠に姿を消すことであり、死ぬことで大切なものを失うことになると気づかせてあげることです。失いがたいものに気づいてそれを大切にすることに意識を向ける手助けができたら、もしかすると人は生きる理由を見つけるかもしれません。

寄り添うことで望みを見つけようとする取り組みは、集団としても行われています。この世を去るとはどういうことかを感じる「出発」（死ぬこと）を経験するためのリトリート（静修会）

に人が集います。

根本は参加者に、自殺を願う気持ちが生まれたら自分が残していくものについて考えてくださいと言います。まず、この世に残せるものが三つしかないとしたら何を残しますか。小さな紙に、各々書いていきます。

続いて、自分にとって大切な三人のことを考え、別の紙にその名前を書くように言われます。次には、やってみたいこと、すでに始めていて今後も続けたいことを考えます。それをまた別の紙に書くのです。

これで九つできました。このうちの三つを選び、丸めて、捨てるように言われます。残った六つからさらに三つを選び、捨てます。

手元には三つだけとなりました。そのうちの二つを捨てなくてはなりません。

残りはたったひとつです。これも捨てねばなりません。

もうひとつも残っていません。根本は静かに、しっかりと言います。

「これが死です。これが死なんです」

このエクササイズが終わると、参加者は仰向けになり、顔を覆って横になります。横には誰かが座っています。

一日の終わりのグループ活動で、ある人がこう言います。

「ここで助けてくれた人たちのおかげで、今日やっと感謝する気持ちが持てました」

また別の人が言います。

「私は自殺しようとして、できませんでした。ガスの吸引、薬の過剰摂取もやってみたけど死ねなかったのです。それなのに今日、私は死んで生まれ変わりました。家では猫が待っているし、家族にはすごく支えられてきました。私は生き続けて、みんなに感謝しなくてはなりません」

三人目の参加者はこう話します。

「まだ大したことはやってきてないし、いえ、まだ全然やってこなかったのだから、貢献できることは何でもやらないと、ということを知りました」

根本は励まします。

「不安になったり、死について考えて恐怖に陥ったときには、今日やったことを思い出してください。それは誰もが辿ってきた道なのだということを思い出してください」

リトリートでの死の体験は、参加者を感謝という場所に導きました――家族に対しての感謝であり、そのときに周りにいた人、いのちというギフトに対してです。最後に彼らは、今死ぬとはどういうことかに、厳しく向き合わされたのです。彼らは今自分が持っているもの、死んだら失われるものを知りました。生きる意欲は、私たちが当たり前に生きているこの内側の深い場所から生まれるものです。

人生の歩みのなかで、物事をよく考え、人間である自分たちの存在の奇妙さや不可思議さに思い悩まされる人がいます。でも私たちはひとりではありません。自分が生きていることを願う人がひとりでもいれば、それだけで歩み続けられます。人が生きる最終的な理由が、誰かのため、ということは多いのです。

オーストリアの詩人、ライナー・マリア・リルケは、不確実性と疑いを安定のための力として認めることについて書いています。

「鍵のかかった部屋のように、今まったく知らない言語で書かれている本のように、心の中にある未解決のものすべてに忍耐強くあり、その問いそのものを愛するよう努めなさい。今すぐ答えを求めてはいけません。あなたはそれを生きられないのだから、与えられはしないのです。そして重要なのは、すべてを生きることです。問いながら生きるのです。そうすれば、おそらく次第に、知らないうちに、長い日を過ごして答えを知るようになっているでしょう」

人生の奇妙さ、非合理さを感じると、自殺する人に同情する気持ちになります。私は自殺は自然な生き方に反するものだと言いましたが、奇妙さ、非合理に苦しむのも人間らしいことだと言えます。生きるとは問うことなのです。そして、答えに至るまで、満足して忍耐強く生きることなのです。

エクササイズ

あなたが生きる理由は何かを考えてみてください。

「良いことよりむしろ悪いことのほうが多くなってきたら？」

自殺についての議論は学生の心を強く揺さぶります。過去に自殺を試みたことがあったり、友だちが自殺したりしていればなおさらです。友だちにそうした願望があったときはどうするのが一番良いかと、ジョージが尋ねます。そこで私は自分が行ったあるカウンセリングについて話します。そこでは次のような質問を受けました。

「生きることにそれほどの価値があるでしょうか。この先、良いことより悪いことのほうが多かったらどうなりますか」

一八歳のマサは、いのちを絶とうと思っていると両親に話したことがきっかけでカウンセリングに来ることになりました。私にも同じことを繰り返して、失望や孤独や悲しみの生涯など避けたほうがいいのではとよく考えると語るのを、私は耳を傾けて聞きました――彼は「いっそ終わりにしたら」と自分に問いかけていました。苦しみで疲れきった様子のマサは、私から答えを望んでいるかのように、哀願の眼差しで私を見ました。

もちろん私に答えはわかりません。彼のことでも、誰のことでも。しかし、自分への答えは持っていました――私はその問いを叶えることはありえないと信じるように育ったからです。

私の父は、酒で悪酔いすると、「人生なんてクソ食らえだ」というひどい悪態をつき、周囲に憎悪を撒き散らしました。悲しみ、不当、不平等、苦しみ、苦痛、野蛮さ、残酷さ。喪失に次ぐ喪失。胸が張り裂けるような思い。人生はまるでタイタニック号に乗るようなもので、最後にどうなるかはわかっている。なら、なぜわざわざ生きるのか、苦しみ、死ぬことがわかっているのに？

父は自殺を正当化しているように見えましたし、自殺について考えたり、ヘムロック協会（訳者注：死ぬ権利と自殺幇助の擁護団体。今はもう存在しない）を通して自殺について学んでいるのを認めさえしていました。しかし、こうした闇にもかかわらず、自殺は彼の選択肢にありませんでした。死ぬのが怖くて思い留まったのではなく、生きたいという思いが彼を止めたのです。自殺は自然の法に反すると感じていましたし、後に遺される愛する者たちのひどい苦しみだけで、十分な抑止力でした。自らの手で苦しみを終わらせるという誘惑に従えなかったのです。

人生が大変で希望のないものでも、それでも生き続けなければならないと私は教わりました。たとえ自分という存在の重要性を感じられなくても、私ならではの目的があると考えねばなりませんでした。繰り返し失敗をしても、立ち上がって再びトライしなくてはなりませんでした。人間の愚かさや罪は修正不能なほどひどく、地球を滅ぼす可能性があったとしても、より良い世界を作ろうと励み続けなくてはなりませんでした。それが人生で、私は生きなければならないのです。

これが私の教わったことですが、これらの質問を投げかける若者に私は何と言えるでしょうか。彼に対し「あなたにとっても誰にとってもそれは間違っているが、私にとって自殺はあなたの年頃にもそれ以降も選択肢になかった」などと言えはしませんでした。

「難しい質問ですが、それがあなたに重くのしかかっているのはわかります」と私はマサに言いました。

「今のあなたは、自分の人生についてマイナスよりプラスが多いとか、悪いことより良いことが、負けより勝ちが多いとは言えないようですね……。もしかすると、今思っているような意味では今後も生きる価値のあるものにならないかもしれませんが、それでも生きると決めなくてはいけません。とにかく生きて自分の持てる力、与えられたもので最善を尽くして、どうなるか見てみるのです」

「あなたが人生を終わらせたいと言うなら、誰も止めることはできません。でもほとんどの人はそれを選びません。その代わり、半分目覚めて半分眠って暮らすのです。世の中に麻痺させられて鈍化し、娯楽や業績や獲得に気晴らしを求め、今起きていることやもっとも重要なことを否定するのです。これは自分や他人への破滅的行動で、死の願望を実行しているようなものです。そんな選択肢もあります」

マサはこれ以上話したくなさそうなので、私がまた口を開きます。

「苦しみをすべて避けようと考えて、人生に『ノー』と言うことはできます。ですが、間違いなく言えるのは、非常に多くの喜びを逃すだろうということです。自分のものになりえた多くのものを逃すことになるのです。『生きていてよかった』『生まれてよかった』『これを経験するだけでもそれを価値あるものにする』と思うときが必ずあります。あなたの人生にもこういう瞬間が出てくることは保証できます」

「いつも思い出すようにしているのですが、私たちは誰でも死につつあります。私だってすぐにでも召されるでしょう。誰だって怖くて、不安で、心配です。でも、自分の足跡を残すのです。自分独自の運命を叶えるのです。チャンスのあるうちにできることをするのです」

私自身、いつもこんなふうに考えていた訳ではありません。一〇代のときに祖母に自殺の話を持ち出したことがありますが、祖母にも若い頃に同じように感じたことがあったと聞いて驚きました。彼女の話では、ある日、私たちは生きていて、生きなくてはならなくて、自分を殺してはならないとただ気づいたそうです。驚くほど単純に聞こえますが、なぜか私には彼女が言わんとすることがわかりました。自殺について考えていると、それが身勝手な時間の無駄遣いで、生きることから目を逸らすことになっていました。そのために責任を持ってできることをさせなくしていると気づいたのです。私は今でも毎朝、目が覚めて新たな日に向き合うたびに、生きることにそれほどの価値があるだろうかと問いかけています。そしてイエスと答え、動き出すのです。

マサのような状態に陥ると、人生に生きる価値がないかもしれないという最悪の現実と向き合って、死んだように感じているかもしれません。私たちはその場所から、哲学者カントが提案することをやってみるのも良いでしょう。

「二度目の人生を生きているかのように、そして、今取ろうしている間違った行動と同じような行動を一度目のときには取ったかのように、生きてください」

最終的には、マサの人生の責任はマサにあります。私にできるのは共感し、思いを伝え、生きていたくないという彼の願いを尊重し、彼に生きてほしいと思っていることを伝えるだけです。誰かを思い留まらせるのに、これで十分なこともあります。苦しんで勝てないとしても戦うことをやめてはならない、そんな人生のルールを受け入れるかどうかを彼が決めるのです。代わりに決められる人はいないのです。どんなことがあっても、人生にイエスと言うかどうかを彼自身で決める必要があるのです。

ここで私たちはマインドフルなエクササイズの時間を取ることにします。

エクササイズ

生きることに価値があるかと尋ねられたら、あなたはなんと答えますか。

生きる意志

私たちが人生を終わらせる決心について考えるときには、人生を生きる決心についても考えます。望むときにはいつでも自分のいのちを終わらせることができる力が私たちにあるでしょうか。本当に望むなら、生き続けられる力が私たちにはありますか。

祖母は人生の終わりに近づくにつれて、ときどき「もう死にたい」と私を困らせました。祖母の死にたいという願望は受け取りましたが、それを援助するなどありえません。また、祖母には私のために長生きし続けてほしいとも思っていませんでした。その準備ができたときに逝くべきだろうと感じていました。

彼女はよくもう準備はできているよと言っていましたが、一一一歳まで生きました。死にたいと言っていたのに、生き続けさせたのは何だったろうと考えます。彼女は神様が自分の願いを聞いてくれないとこぼしていたのです。最後には、私たちは延命治療を断り、彼女を自然に逝かせることになりました。

父の心臓が七四歳で突然止まったときには、彼は自分の意志によって死を遂げたのだろうかと考えました。父には生きることをあきらめようとしている兆候があったからです。楽しんでいた物事がもうできなくなっていました。呼吸をするにも常に努力せねばなりませんでした。父はあきらめ、そして亡くなったのでしょうか。

祖母や父をはじめとする多くの大切な人たちの死を思い出して、気づけば私はどう死にたいのだろうと考えている自分がいます。何が私を生き続けさせているだろう、何が私を死にたいと思わせているのだろう、と自問します。こうした問いは、私にとって生きる意欲の糧となっているものが何かを明確にし、日々、すべきことをわからせてくれます。

「もう少し生きていたい」とある晩、私は夕食をとりながら妻に言いました。子供たちのためにもう数年生きていたいのだと。彼らはもう大人で私は必要ないけど、あと少しばかりの時間を一緒に過ごせれば彼らのためになると思う。いくつかアドバイスをして、私が死んだときにやすらいだ気持ちでいられる助けができれば、より満足して旅立てるかもしれない。どうやって歳をとり、優雅にこの世を去るかについても教えてやれるだろうと思う。

私がもう少し生きていたいのには、母のこともある。母に私の死を経験させたくないし、むしろ私が彼女の最後を看取りたいと思う。妻のことも頭にある。もう少し一緒にいて、老いていく彼女を支えたいと思っている。学生たちや私の本の読者のことを考えると、複雑な気持ちだ。やりたいことはまだあるけれど、もうたくさんしてきたので、これ以上のことをする可能性を手放そうと思っている。豊かなキャリアを積むことができたし、望めば引退できる年齢だ。

私は妻に、もう死ぬ覚悟はできているよ、とも言いました。彼女はこういった話を良く思わないので、いつでも死ぬ覚悟があるのは恐ろしいことではない、と説明します。何も死にたいと言っている訳じゃない、ただ、もし召されたとしても準備ができていないと大騒ぎすることはない、ということなんだ。もう少し生きたいと願いながら、自分のいのちが永遠に続くという考えを捨てて、生きるのはある年齢までとしなくてはいけない。生き続けるために闘いながらも、自分の番が来たら、神からの呼びかけにいつでも答えられるようにしておきたいと思っている。今の私は、死を引き寄せかねない病状はまったくないから、これは虚勢に過ぎないかもしれないけど、ともかく、避けられない死に対して自分を備えさせているんだよ。

四一歳でこの世を去った友人のアナはこう言いました。

「全部使い尽くして逝きたい、力を振り絞った最後のすべての呼吸を出して、体を疲れさせ、使い尽くしてしまって」。私はこの考えが好きです。

彼女の後に残された双子のイサは次のように書いています。

私に呼吸することができるなら、危険を冒して山へ行き、泳いで、バグパイプをして、世界に浸り、人々の擁護活動に取り組み、それから、アナをしのんでできることをなんでもするつもりです。私はまだ生きていきます。これからも喜びを見つけます。

私はヘンリー・デイヴィッド・ソローのように生きたいと思っています。深く生きて、人生の髄をすべて吸い尽くしたいと思いました。たくましく、スパルタのように生きて、人生でないものすべてを退散させ、死ぬときに自分は生きていなかったと知ることのないようにしたい、そう願いました。

自殺願望はなくても、死ぬことと無意味さを同じと考え、死への不安に悩まされる人がいます。私がカウンセリングをしたマーサという女性は、私たちは誰でも死ぬ運命にあるのに生きる目的がどこにあるのかと、繰り返し聞いていました。私は彼女に、あなたの娘さんからそう聞かれたらどう答えますか、と尋ねました。

彼女はこう答えました。「生きることで経験する多くの喜びや、森の美しさ、友達や家族と過ごす楽しさ、愛を他の人たちに広げたり、世界をより良い場所にしておくことの至福について話します」

自分の娘が人生の意味を見つけられるにはどうすれば良いかと考えた自分から出てきた言葉に、マーサ自身が驚きました。

どのように死にたいかという問題に向き合うことで、なぜ生きるのかを思い出すことができます。どんな希望・望み・人々が、私たちを生かしているのか。みんな、バケットリストを作っているのでしょうか。私個人は、やりたいことのリストを作っていません。ただ、ありたいだけです。自分が何をするよう求められているかを意識して、その招きに耳を傾けて従う勇気を持ち、自分や他の人をその方向に導くよう努めているのです。

私が生きることを選ぶ理由は愛です。以前は残りの年数を考えていたものです。今では、月ごと、週ごと、一日ごとです。辛すぎて、これ以上生きるのが耐えられなくなる日が私にも来るかもしれません。ですが、そのときまでは毎日を、その貴重さとその過ぎてゆく速さにマインドフルになって生きようと思います。そして私の番が来たときには、優雅さと威厳を持ちながら、何も心配ないと信じてここを旅立ちたいと願うのです。

エクササイズ

この質問を考えてみましょう。
私を生かし続けているのはなんですか。

星を見上げて

ジュリアは授業で自分の話をすることに感動します。

「『死は私たちを戦士にする』。二日ほど前に読んで以来、この言葉が心から離れません。私にとっては死と闘うことは常に、人生が何かもわからないうちから、生きるための闘いでした。

自分は死ぬのだということに最初に気づいたのは、クラスメートの六歳の誕生日にプールヌードル（プール用遊泳具）にしがみついて、プールに座っていたときです。自分の時間には限りがあると、私は悟ったのです。どうしてクラスメートたちは変わらず楽しそうに、彼らの世界が必ず終わるのがウソのようにしていられるのだろう。私の世界はその日に終わり、私は震えながら家に帰って、母が温かくハグして慰めてくれていたにもかかわらず、泣きました。

高校生のときには多くの死に出くわしました。二つは祖父母の死で、私は彼らがこの世を去るのに立ち会いました。一つは姉で、摂食障害で死ぬ寸前の状態でした。一つは私自身で、私はやみくもに死を切望していましたが、実際には欲しくてたまらなかったのは逃避、変化でした。

一〇代で子供だった頃には、自分の道は決められていると思っていました――両親の希望でSTEM（科学のS、科学技術のT、工学のE、数学のMを表す）分野を専攻し、エンジニアになり、たくさん稼ぐようになるのだろうと。でも私はいろんな角度から閉じ込められているように感じていたのです――助けてあげられなかった姉から、私ではない誰かになることを期待する両親から、そして変わる力を持たない自分自身からでした。そうして私は、死を理想化していくことになりました。死は逃げ道であり、死は救済であり、死は力だったのです。

高校二年生のときに父とある会話をして、初めて違う思いが生じました。私たちが夜の一〇時に外にいて、ドライブウェイで立っていたときのことです。

私は父に死にたいと告げました。

父は、星を見てごらんと言いました。

彼の霜降り色の無精ひげの上で影が踊り、彼は褐色の斑点のある手で銀縁のメガネの角度を直しました。夜遅かったので、薄っぺらの七分袖を着た私は、身の引き締まるようなカリフォルニアの冬に震えていました。

彼は私に近づいて、空を指しました。

『星が美しいだろ？　きみが死んだら、もう見られないんだよ』

私は馬鹿げていると言いました。実際、そうでしたから。

父はにっこりと笑い、目尻に皺が寄りました。

『そうかもしれないけど、人生には、時間をかけて注意深く見てみると、感謝できる瞬間がたくさんあるんだ。しっかり見れば、新しい見方ができるかもしれないよ』

片方の腕を私の肩に巻きつけ、父は左手の人差し指で、私の目を三つの明るい星に導きました。

『あそこのライン、見えるかい？　あれがオリオン座の三つ星だ。そしてあれ——あそこの一番明るいのがポラリス、北極星だよ。コンパスが普及する前の水夫は、あの星を北の方角を知るのに使っていたんだ』

『それがなぜ大事なのかわからないんだけど』と私は言いました。

『星が住むところには無限の宇宙があるんだ。簡単に迷子になりがちだけど、北極星を錨として使って、自分の方向を変えられるんだよ』

彼はくすくすと笑いました。自分だけ見ることができた記憶に笑ったのです。

『私もきみみたいだったよ。でも、まだここにいるし、きみもそうだし、それはそれほど悪くはないよ。ただ待ってごらん。人生がきみを驚かせるかもしれないのだから、チャンスを与えてみてごらん』

彼は肩をすくめてコートを脱ぐと、私に差し出しました。本当に、拒んでは失礼だったから、その暖かさを身に着けて、父の後を追って家に入りました。

私は見てみました。探せば、私の人生にはまだ美しさが残っているのかもしれないと思ったのです。現れるのを受動的に待つのではなく、もし私がそれを『見ようとする』なら、と。

死と時間の限界を受け入れて初めて、私は生き方を学びました。希望に満ち、マインドフルで、ハートフルで、ピースフル。死の啓示から、私の畏敬の念と生への驚異が育っていったのです。

そこから私は、ウェルビーイングの大切さ、特に成長の大切さに気づきました。最悪の時間こそが最高の教師なのだと知りました。それなしでは、自分が一番望むバージョンの私と繋がることができなかったと思います。

これが、私自身のハートフルネスについて考えるときに思い出す記憶で、自分がどこへ向かうのか悩んでいると感じたときに自分の原点に感謝できるよう、毎日思い出すようにしています。これは錨となって私を過去に据え付けて根付かせるもの、日光に向かって枝を伸ばし始めた木の根っこのようなものだと感じています。

こんなふうに自分の人生とハートフルネスによるストーリーテリングを重視しようとすると、以前の授業で行った「I see you」「I am here」というエクササイズを思い出します。素晴らしいことに、ストーリーテリングではまさにあれが可能になって、他の人たちに自分の物語を見せて、自分がどこから来たのか、誰なのかを知ってもらえる――そして、そこから誰かの物語にも自分の物語にも共感を持って支持することができるのです。私は自分のことを語ることで、世の中に心を開きました。他の人を見ていますし、みんなも私を見ています。私は自分を見ていますし、私たちはここにいます――この同じ空間に、この一瞬一緒にいるのです。

私がしたい話は、成長、癒し、希望についての話です。私の過去は、大部分が、自分でこうあるべきと考えていた人間から、常にそうなりたいと思いつつ無理だと思っていた人間へ成長したことに関係します。メンタルヘルス、うつ、自殺念慮、身体障害と闘うことから、希望、レジリエンス、生きることの美しさへの畏敬の念のある場所へ進んだ私の旅について今まで話すことがほぼなかったことに気がつきました。他の人を困惑させるかもしれないと思っていたのです。ですが、その過去がなければ今の自分はここにいなかったでしょうから、それが私と私にとってのすべてなのです。

私がこの話をすると、過去に戻れるとしたら何かを変えたいかと聞かれることがあります。でも私は何も変えたりしないでしょう、だって——私が経験した痛みや苦しみがなかったら、どうやって『生きる』のかを学べなかったでしょうから。肉体的に死ななかったという意味でももちろんそうですが、今では毎日とても感謝しているこの人生を愛せるようにはならなかったろうと思うのです。

私の姉は死にかけたことが一度ありました。そのとき、過去の私も死んだのだと思います。どこからの引用か覚えていませんが、このような意味の言葉がありました、『以前は死ぬのは大したことではないと信じていたのが恥ずかしい』。人生が恐ろしく暗いときでさえまだ美しいものがあることを知って（私の場合にはそれが星で、星が私のいのちを救ってくれたと言っても過言ではありません）、ともかくもう少しこの世に留まっていれば、そこに美しさを見つけられるかもしれないとわかり始めたのです。最近では、悩んでいるときでも、ストーリーを書く機会を持ち続けていることにとても感謝しています。手にペンを持つかぎり、先へと書き続けられますから」

私たちはジュリアに感謝しながら、しばし沈黙します。それから、生きる意欲について考えます。

エクササイズ
次の言葉について考えましょう。どんなことが頭に浮かびますか。
「時間をとって注意深く見てみると、人生には感謝できる瞬間がたくさんあります」

愛に終わりはない

授業のまとめとして、みんなで輪になって一周しながら最後の言葉を述べ合います。温かな言葉で共感や平和、つながりが語られます。こんな恐ろしいテーマであっても、親密さを共有するクラスメートらの驚くべき力と、この場所に対して、多くの学生が感謝を口にします。

授業が終わって帰るときには、にっこりして授業をありがとうと言ってくれる学生がたくさんいます。

その後の数日間は忙しくなる予定でした。その晩、ある追悼集会に出席するために、何人かの学生と合流します。少し前にこの世を去った仲間のひとり、ディラン・シモンズを偲ぶために、何百人もがキャンパス内の教会に集いました。中国から来て養子となった彼の人生は、驚くべき業績とともに途方もない苦悶に特徴づけられていました。二〇歳で女性から男性に移ってトランスジェンダーの権利の強力な提唱者となり、スタンフォードのロースクールを卒業しようとしたのです。明確な目的を持つ彼には明るい未来が待ち受けているように見えました。

しかし、エリートアスリートたちのように、おそらく彼もまた、闘うことに疲れてしまったのでしょう。一度彼から私の授業に参加したいと頼まれて、残念ながらいっぱいですと答えたことがあるのを思い出しました。年月を重ねるうちには多くの学生が、自分たちはこの授業のおかげでスタンフォードに残れているばかりか、生き続けられていると言ってくれました。この授業はディランになんらかの影響を与えられただろうかと考えるのです。

ティファニー神父は、物理的にディランという存在を失ったと感じつつも、その存在をなにか不思議な素晴らしい方法で感じていることに気づかせることで、私たちを安らかな気持ちにしました——その魂は生き続け、私たちとともにあるのだと、私たちは知っているのです。

翌日、私はジュリアを含む少人数の学生たちと外で出会いました。輝かしい青空と白い雲の天蓋の下、私たちには自らの弱さを分かち合うようなつながりがあります。人間であるがゆえの悲しみや苦しみから避難するやすらぎの場所――大切なコミュニティです。私がリードし、互いに一人ずつ、簡単な挨拶を交わします――「I see you」――「I am here」。相手を見て自分を差し出すことで、私たちが存在することを確認すると、みんなの顔に温かく愛のこもった輝きが引き出されて、思いやりで心が開かれていきます。

カトリックの司祭であり、スピリチュアリティの研究者でもあったヘンリ・ナウエンの言葉に私の気持ちは和らぎます。

「すべての友情には終わりがないこと、そして生者・死者を問わず、神および互いを真に愛した人の間には聖徒の交わりが存在すると、信じなくてはいけません。これがいかに本当かをあなたは経験から知っています。あなたが深く愛し、亡くなった人々は、記憶としてだけでなく、現実の存在としてあなたの中に生き続けているのです」

第6講

傷ついた心の癒し方

失うことは生きることの代償

私の学生たちは、私のクラスでつけている振り返りジャーナルの中で自分の傷ついた心を書き綴ってきます。彼らはまだ若いのに心を傷つけられた体験があります。これ以上あなたとなんか一緒にいたくないと友だちに言われて傷ついた学生もいます。また両親に放置されたり、父や母が死んでしまって傷ついている学生もいます。兄弟姉妹、祖父母あるいはそのほかの近親者が亡くなって喪失感を経験した学生もいます。

勇気を持って人を愛するということは、いつか自分の心は傷つくかもしれないということを承知しながらも、相手に対し自分を開いていくということなのです。つまり、あえて心が傷つく危険を冒すということです。いつか愛を失うだろうということを知っていながらも私たちは愛する場合があるのです。その究極は死です。死こそ私たちが愛する人との最終的な別離をもたらすものなのです。

この世界は傷ついた心をどのように癒したらよいのかを知りたがっている人で溢れています。しかし単純明快な答えがないことも私たちは知っています。私たちの傷ついた心を治してくれる魔法の即効薬など存在しません。悲しみを倍増させるばかりか私たちの感性をも鈍くする薬は存在します。もちろん喜びは味わえません。それがその薬から得る代償なのです。こうした薬はすべてに対する感性を鈍くして生きている実感も減退させます。

アルコールを飲む人もたくさんいます。飲むことで悲しみを実感するのではなく忘れようとするのです。そして自分の苦しみを軽減しようとします。しかしアルコールは飲む人を麻痺させてしまいます。また飲むことで思いやりを失い、愛の優しさや穏やかな人間的温かみを受け入れなくなってしまう人もいます。

愛で傷ついた人の中には、二度とその苦しみを味わいたくないと思う人もいます。そうした人は自らの心を鎧で覆い隠そうとします。そうすることで、愛がやってくる可能性を自ら閉ざしてしまうのです。でも私は、親しい関係になることを避けることで、愛が再びやってくる可能性から自分を守るという生き方は、私たちを精神的に殺してしまうと感じています。

私たちは自分の生活で獲得できるものに注意を向けますが、その欲望の裏に、存在するものは必ず失われるという現実が潜んでいます。幼少期、青春期、成人期、高齢期とそれぞれの時期に喪失を経験します。歳をとるにつれて、私たちは若さを失っていきます。そして確実に、私たちが愛する人々の喪失に出会います。私たちが残されることもあれば他の人を残して自分が逝くこともあります。

失うということは生きることとの代償です。私たちは愛する者の多くを手放さなくてはいけません。生まれてから死ぬまでの過程で、私たちは自分が大切にしているものを手放すという苦痛を経験しなくてはいけません。

耐えがたいような大きな喪失を経験した後、どうやって生き続けたらよいのでしょうか。私たち自身はそういう喪失を今まで経験したことがなかったかもしれません。それで私たちは、たいていの人が耐え難いと思うような喪失に堪えてきた人から学ぶこととなります。

喪失後の生き方

最大の喪失は自分の子供の死だと思う人もいます。生きる意欲と将来を奪われてしまうと誰しも思っています。武井友宏が彼の幼い子供とさらに二人の家族を同じ年に失ってしまったとき、彼はソーシャルメディアで彼らの死について何度も書きました。私は彼の言葉を英訳して発表しました。彼は子供が死んだあとの数年間にこの悲しい出来事を時系列的に記しました。

今年、三名の家族を失ったが、このことは私を悟りの境地へと運んだ。死は常に私たちの身近にあり、恐れるものでは一切ない。不思議だが、死は別離でもなく終わりでもないと私は思っている。

線香を燃やしながら、私は感謝の言葉を述べる。祖母の写真を眺めると、「目を覚ましなさい。行動しなさい」という声が聞こえてくるような気がする。私は心の中で「はい」と答え、日常の仕事の目標を達成しようと決意を新たにする。

私は祖母が苦難な時を悪戦苦闘しながら乗り越えてきたことを知るときに、私の人生に生きる力を与えてくれる。あたかも人生のバトンが私に手渡されたかのように、私は生きる努力をしようという気になる。

愛情と別離することはできないが、もしできるとしても、どんな良薬も効果はないだろう。究極的に表現すれば、死は悲しい出来事といえよう。しかしなぜだかわからないが、私の流す涙は美しい感謝の涙なのだ。私は一秒一秒を大切にしながら、生き続けていきたいと願う。

こうした経験を通して武井は次のことを知りました。地球が大災害で崩壊するとき、一筋の光——これを神と呼ぶ人もいます——が人の心の奥深くを照らし私たちは人間の生の感受性に気づくようになります。私たちの問題の捉え方が変わることになるのです。

死は悟りの境地を開かせることになるかもしれません。つまり、誰しもが恐れる死は常に身近にある現実であり、恐れるものではまったくないと思うとき、私たちの中に新たに慰めが存在するようになります。私たちは、ある意味、死は別離でも終わりでもないということを感じることとなります。死とは何かが継続していて何かが存在している状態だと感じるようになるのです。

近親者が亡くなり先祖と関わりを持つとき、先祖たちの払ってくれた犠牲と努力奮闘に対する感謝の気持ちを私たちは抱くようになります。武井の場合、祖母のような苦難を乗り越えてきた人に対する感謝の気持ちが、彼が悲しみのどん底にいるときに現れました。そして彼に生きる力を与えてくれました。自らを先祖から受け継いだ愛の受益者とみなすとき、次の世代に貴重なものを伝える責任感で一杯になります。私たちは前の世代から引き継いだものを次の世代に与えるというサイクルの一部なのです。

私たちは死を逃れることはできません。しかし私たちは死と共生できるようにはなれます。死と共生するということは、私たちの人間的な優しさ、私たちの傷つきやすさと触れるのです。

エクササイズ

あなたの大切な人が亡くなったと仮定しましょう。どうすれば、生き続ける気力を持てると思いますか。

死、そして一年経った

時が経てば傷は癒えるとよく言われています。一年経った後、どうなっているでしょうか。武井友宏は前に引用した文章を書いてから一年経ったときに、次のように書いています。

昨日は息子の一周忌だった。あの時から一年が経った。もう一年経ってしまった。私の考えを書き留めたら次のようになる。

完璧に幸せな日々が突然粉砕された。何の前触れもなく、誰も悪いことなどしなかったのに。一年前のあの悲劇から、人生とは大変な危険を孕んでいるということを学んだ。妻、子供そして親に先立たれた。こうした悲しみと絶望に堪えながら生きるということは他の家庭でも決して珍しいことではない。私たちは全員がこの道を歩む。死を逃れることのできる家族などないのだ。

愛が強ければ強いほど、喪失感は増す。
死の日々が経つにつれて、苦闘は増す。
ビデオに収められていた私の可愛い息子の行動を見る。
家族の幸せな顔。彼らの温かい眼差し。幸せの一時。

いささか悲痛で胸が引き裂かれるような想いだ。でもそれが生きるということなのだ。いのちは私たちの泣き叫ぶ心を満開の桜で満たしてくれる。こうした存在の仕方が太古から続いてきた。しかし、同時に、私たちの先祖たちは、もう少し微笑の増える世界を求めて、努力してきた。

そして先祖たちは不公平、致死に至る病、犯罪そして事故が以前より少ない社会を築いてきた。これは様々な人が様々な場所で限られたいのちを使い小石を一個一個積み重ねた結果なのだ。私もささやかなやり方だが、何か意義あることを行い生命のバトンを手渡すことに参加したい。

この一年、本当に多くの人たちから私たちは愛と支えを頂戴した。私たちがお礼の返事が十分に書けない時も、私たちは深い無条件の愛を受け続けた。

今、私たちの顔には笑顔が戻ってきた。これも皆さんのおかげだ。私たちは心から皆さんに感謝しています。そして感謝の気持ちで私たちの頭を深く垂れる。人間はつながりの中で生きているのだ。

私は皆さんのような立派な人にはなれないかもしれない。しかし私が出会う一人ひとりの人の生きる闘いに役立ちたいという決意は固めている。私たちのもとに生まれた小さないのちを守り、家族の微笑が溢れそして私たちが小さな幸せを育てることのできる社会を築こう。責任感と目的意識が私たちの時代の基盤になることを祈る。

たくさんの人々が私のとは比べ物にならないほどの大惨事に出くわしてきたことを知っているが、その苦しみがどれほどのものであったか私にはわからなかったことに気が付いている。それが人間の限界なのかもしれない。しかし精一杯生きよう。

大切なものを失って一年経ち、武井は失ってはじめて常に存在する危険と死を意識するようになりました。失ってはじめて私たちの周りにいるすべての人の苦しみを共感できるようになりました。周りの人の苦しみを意識することで私たちは共感で繫がるのです。

武井は、いのちは壊れやすく儚いが、苦しみの谷間に咲く桜の花のように美しいものだ、ということを記憶に留め続けています。私たちの先祖一人ひとりが独自に工夫して、私たちのためのより良き世界を作るために苦しみを乗り越えてきたということを彼は知っています。バトンが彼に手渡されたように、彼も自分の役割は小さいがその役割を果たしたいと願っているのです。

武井は周囲の人たちから受けてきた好意のおかげで、人に感謝するという気持ちを持つようになりました。また人間がどう繫がって生きているのかをよく理解するようになりました。彼は自分のやれる範囲で自分以外の人、とりわけもっとも困っている人を助けることで、自分なりにこの世界に貢献する決意を固めています。自分は不完全な存在だということを彼は意識しています。だからこそ精一杯生きることで責任と目的を果たそうと思っているのです。

エクササイズ

他の人の幸せに貢献するために、あなたのやれる小さなことはどんなことでしょうか。

死、そして二年が経った

大きな存在を失ってから時が経つにつれて、私たちは「この悲しみはどのくらい続くのだろうか」と自問するようになります。知人や関係者は私たちがこの悲しみを乗り越えてくれることを期待していてくれることに気づきます。彼らは私たちの悲しみに飽きたように思われます。そして私たちに、死とは別のことについて語ることができるようになることを期待するようになります。私たちも前へ進み快復しようと自らに圧力を加えます。しかし悲しむことが許される、あるいはその状態が正常だと思える一時期はないのでしょうか。どのくらい早くその悲しみを克服する必要があるのでしょうか。精神医学者は、通常悲しみは一年続くと、二〇二二年に公式に決めました。そしてもしそれ以上長く続くならそれは異常だとしました。しかしこれはすべての人に当てはまるのでしょうか。

二年前にコロナで父を亡くしたデビヤン・グリーンバーグは毎日、父のことを考えていると書いています。

「コーヒーをカップに注いでいると父の笑い声が耳に入ってきます。走っていると父に話したいことが頭に浮かんできます」

父が死んでから、彼女は悲嘆と喪失感に浸っています。それで支援グループの仲間に加わったり、悲しみ関連の本を読み漁ったりして、大切な人を亡くした人を支援する仕事に就く道を探したりして慰めを探し求めています。

愛する人を失ってしまった者が、曲がりくねった先が予言できない喪失の道を歩んでいるときに「間違えている」と言われたりすると、苦しみの中でますます孤独な気持ちが募る、とグリーンバーグは心配しています。専門家たちはかつて悲しみには、否認と隔離／怒り／取引（失ったものをどうしたら取り戻せるか、または延命できるかを取引し始めること）／抑うつ／受容の五段階がある、と主張しました。

しかし今日では、悲しみとは個人差がある体験であると理解されています。私たちは、今感じているその気持ちを受け入れることで大丈夫なのだと認める必要があります。どのくらいの時間でそうした気持ちになるか、それには個人差があります。

失った気持ちの日々を建設的に生きようとしているときでさえも、医者は精神的に病んでいると言います。私たちは死を恐れ、失うことを称えない社会、つまり悲しむ人を疎外する社会で生きています。ほとんどの悲しみを克服し日常を取り戻していくなかで、悲しみの毎日を送り心身とも衰弱していく人がいます。そういう人には支援を提供する必要があります。

悲しみとは克服すべきものではなく、人の心の中に存在する必要物なのです。悲しみは愛であり、精神障害ではありません。

息子が亡くなってから二年が経った。武井は再び書いています。

今日は息子の三回忌。二年経った。二年の歳月は想像を絶する日々だった。しかしいろいろな人々からの支えがあった。私たちがやってこれたのは、そうした支えのおかげだった。支えてくださった皆様に心から感謝申し上げます。

しかし、子供を亡くした親の悲しみがいかに複雑なものか私にはわからない。もし言葉で言い表すことが出来るとすれば、悲しみは愛である、と言えると思う。想い出は悲しみと愛で満ち溢れている。私たちは悲しみを癒すことも和らげようともしていない。私たちは悲しみを心深くに抱きかかえ、悲しみに親愛の情を抱きながら生きている。

詩人ジブランは書いています。

「悲しみは愛です。悲しいとき、自分の心の中を見てみなさい。楽しかったことに対してもあなたは泣いていることがわかります。あなたの流す涙は喜びと悲しみの涙なのです」

「あなたが喜びを覚えて自分の心の中を見るとき、あなたに悲しみを与えたものがあなたに喜びも与えていることがわかる。悲しみと喜びは分割できない一体のものなのだ。どちらか一方を感じている時にはもう一方は見えないところにいるのだ。その悲しみはあなたの存在に入り込めば入り込むほど、愛を満たす空間が大きくなる」

武井はさらに言います。「覚えているように努める。そして忘れたくないという気持ちを抱く」。彼の悲しみは癒されるものでなく軽減されるものでもありません。宝物として生き続けるものなのです。

ペルシアの詩人ルーミーは私たちに語り掛けています。「心が開くまで心を壊し続けなければならない」。武井は忘れないために心を壊し続けています。時が過ぎるにつれ、彼は、私たちの生き様、過去の想い出、将来のヴィジョンは現在の苦悩から生まれ、私たちの他者に対する憐みは私たちの絶望にその原点があるという畏敬に溢れる真実を発見することとなります。

武井の話は私の学生たちに深い影響を与えています。

シャノンは感動して、自分の子供を亡くした父親を描いている映画『素晴らしきかな、人生』(二〇一六年)について語りました。

「主人公の男性は記憶喪失状態にあります。彼の感情は凍結しています。そして無気力人間同然になっています。彼は妻との関係を断ち切ってしまいました。妻に対してさえも好意的な感情をまったく抱くことができなかったからです。しかし最終的には悲しみと対峙することで自分を回復することとなります。もし彼が悲しみを感じることができなかったなら、感情が死んでしまっていたのだから、他の一切の感情も持つことはできなかったでしょう。最後には妻の助けで、彼は再び生きようと決意します。人間であるということはあらゆる領域の気持ちを感じることなのです。

彼はあえて子供の名前や病気を覚えます。そしてそれらを口にします。そのとき、彼は自分の娘の死という大変な悲しみを感じます。しかし彼は同時に喜び——付随的な美——も思い出します。娘に対する愛情だけでなく、先祖に対する感謝の気持ち、他の人に対する憐れみの気持ちも思い出します。自分は娘を失った苦しみに耐えることのできる強い人間だと彼は知ります。また彼は自分の想い出の楽しさを感じたいと思っている自分に気が付きます。彼は生きるということは素晴らしいことだという気持ちになっていきます。

映画『素晴らしきかな、人生』が伝えたいことは、付随的な美に気づいてもらいたいということです。子供の死がもたらす心の傷は大変大きいものなので、親には悲劇しか見えません。私たちがこの悲しみに耐えることができるのだと信じるようになるのには、時と勇気が必要です。じつは喪失という暗い場所の内部には、死に直面している時でさえも衰えることのない強い美と愛が存在するのです。死という体験の最中あるいはその後でさえも、愛が継続することを私たちは発見します。

私たちは誰しもが喪失で苦しみます。その苦しみが付随的にもたらす美が私たちにいのちを取り返させるのです。暗黒しか見えないところに愛を見ることができるとき、私たちの人生と周囲の人の人生を、希望と再生をもたらす美しいものに変えることができるのです。人生の陰の部分を大切に抱えることで初めて、私たちはそれを知りうるのです。真の喜びとは私たちの悲しみの真ん中に隠されている場合が多い。そして充実して生きるということは、悲しみにその源があるのです」

エクササイズ

「悲しみは愛」というこのフレーズを振り返ってみましょう。このフレーズがあなたに当てはまることを覚えていれば、意味はわかります。皆さんはあなたの悲しみを癒すのではなく、悲しみが生き続けることを許すという点を受け入れることができますか。あなたの思い出から悲しみを消し去ってはいけないということを受け入れることができますか。悲しみをあなたの心の奥深くに大切にしまい続けることができますか。

傷ついた心はどうやったら癒せますか

音楽は人生の一部です。私の若い頃によくギターで弾いた歌があります。次のように問いかける人についての歌です。

「傷ついた心はどうやったら癒せますか。太陽に照ることをやめさせるのにはどうやったらいいのですか。雨を止めさせるのにはどうやったらいいのですか。世界はどうやって回っているのですか」

人は自分には物事を支配することはできないという現実に晒されています。太陽は照るなと言っても照り続けます。人生の喜びと悲しみも同様です。両方とも人生の一部です。それは、私たちが望もうと望むまいとにかかわらず、厳然たる事実です。そして私たちの能力ではどうにもならない事実です。

人は自分に説明できないことは受け入れるしかありません。傷ついた心の癒し方などもその一つです。そこには魔法の方法など存在しません。私たちは、傷ついた心は愛するという行為の必要不可欠な一部だということを受け入れなくてはいけないのです。仮に何かを愛したとしましょう。私たちはその愛の対象を失ったときには傷ついた心を負わなくてはいけないのです。

私たちは傷を負うと、それを自然に塞ごうとする働きを持っています。心も同様、傷つくと自らを癒そうとします。それは大きな苦しみを伴いますが、私たちは傷口を何度も開かせ続けて本当に開いた心にする必要があります。しかし人の心は傷つけば傷つくほど、強くなるものなのです。なぜならその傷口こそ、真実や愛といった光が入っていく場所だからです。

心を開くということは覚醒、つまり真の愛を意識するということを意味します。傷つきやすい脆い部分に触れるということと、生きようという意欲の根幹部分とつながっています。また私たちの傷ついた心を維持する方法と、生き方そのものを変える行為ともつながっています。私たちは生きたいという願望があって生きるようになるのです。

第4講で〝金継ぎ〟を勉強したとき、人生で壊れてしまった部分こそ、私たちが一体何者かを示す、もっとも明るい部分を構成している必要不可欠の一部だということを学びました。傷ついた部分の修復方法は、否定したり忘却の彼方に置くことではなく、むしろ常に思い出したり照らされた場所に出すことであるということを学びました。

考えないようにする、触れないようにするなどという行為は、私たちの生活で一番やりにくいことです。太陽に照ることをさせないようにするとか雨を降らないようにさせることは無理な相談です。自分の手に負えないものは放棄したらよいのです。川を無理やり流れるようにする必要はないのです。川は勝手に流れるのです。

傷ついた心はどうやったら修復することができるのでしょうか。恐らく修復できても完全に癒すことはできないでしょう。私たちは愛しき人の死を乗り越えることはできないのです。私たちはひたすら愛し、愛を深め、絶望のどん底にいようとも、希望と想像の世界に向かって移動するのです。そうすることで私たちの失意が癒され、より深い信頼と喜びの気持ちの世界への心が広がっていきます。仕事、家族そしてコミュニティに意義と目的を見出し、他の人や自然とのかかわり方を理解しようとすることで、愛しき人の死ともっと深くコミットしていくことになるでしょう。愛しき人の死に浸りその死に関わることこそ、その死を敬う一方法なのです。

平静の祈り

多くの人は傷ついた心から回復するために、ニーバーの平静の祈りを用います。

神よ、
私に変えることのできないものを受け入れる平静さを、
お与えください。
私に変えることのできるものを変える勇気を、
お与えください。
そして変えることのできるものと、変えることのできないものとの違いを
識別する叡智をお与えください。

この祈りは、変えることができないものであるがゆえに、素直に受け入れなくてはならないものが生活には存在しているという現実に、心の慰みを見出すことを私たちに教えています。変えることのできないことを、変えようとエネルギーを使うことは人間の心を殺すことになります。愛する人が死んであるいは別離して失うということは受け入れられなくてはいけないのです。傷

ついた心を修復する簡単な方法などは一つもないのです。時が癒してくれる、とよく言われますが、辛抱強く待つことがいかに苦難を伴うことであるかを人々はよく知っています。

祈りはさらに続きます。

いっときに、一日を生き、
いっときに、一瞬だけを喜び、
苦しみも平和に至る道として受け入れて

心から愛した人を失ってしまった後、なかなか私たちにも信じられない場合もあります。しかし、生きる喜びを感じることはできるものです。私たちは苦しみの真っただ中にいても喜べるのです。また抗しがたい悲しみに直面しているときにも希望を持つことはできるのです。苦しみには終わりがあるということを知ったとき、私たちは苦しみを軽減することができるのです。

ハートフルネスとは物事が思い通り完璧にはいかないこの世界にあって、心の痛みといかに共生するかを学ぶことです。

釈迦を訪ねてきた若い女性キサー・ゴータミーは、死んだ自分の子供を両腕に抱え、悲しみで狂乱状態でした。釈迦に子供を復活させたいので薬をくださいとお願いします。彼女は自分の赤ん坊が死んだということを受け入れることができなかったのです。釈迦は、今まで死んだ人が出たことがない家から芥子《けし》の種をもらってきたら、薬をあげようと、言いました。ゴータミーは望みを胸一杯に抱き、家のドアをノックして回りました。しかしどの家でも誰かが死んでいました。人々は彼女に言いました。「うちでは生きている人より死んだ人の数のほうが多いのです」

自分の子供も含めて誰もいつかは死ぬのだ、ということを彼女はついに知りました。彼女は自分の子供を森で焼き釈迦の元に戻り、最初の女性の弟子となりました。彼女は悲しむことを完全には止められなかったかもしれません。しかし彼女は辿るべき道と、自分と他の人を助ける道を見つけたのだと私は信じます。永遠などというものはありません。私たちは誰しもがいつかは死ぬのです。

ゴータミーのこの話は、私たちが授業で何をしているのかを説明するのに役立ちます。私たちは大変痛くて他の誰もが絶対にその痛みがわからない傷を分かち合っているのです。しかし痛みを共有することで私たちは〝私の〟苦しみは〝私たちの〟苦しみだという現実に目覚めました。これこそ人間の、人間であることの苦しみなのです。私たちの心を突き破る喪失と死を語り合うことは、癒しのコミュニティを創造することにつながっているのです。そして私たちは力を合わせて暗闇から互いを引っ張り出すと、私たちだけではなく、他の人もこの痛みを感じていて堪えているのだということを知ることになります。そうすることで、私たちも生きようという勇気が湧いてくるのです。

私たちの心のうちにいて私たちを苦しめるものはいつか必ず出て行く。
心の傷は目撃者がいれば必ず癒される。
私たちの後ろをついてくる影が癒しの道なのだ。

ルーミー

平静の祈りとはあきらめの祈りでも敗北の祈りでもありません。むしろ、平静の祈りとは、変えることのできるものを変える勇気、人が置かれた状況で行うことができることを行う勇気を求める祈りです。物事を支配しようとすることは時には良いことです。なぜなら物事は支配できる場合もあるからです。しかしこのやり方は、人にはどうにもできない死などに直面するときには、また他人を支配しようなどとする場合には、私たちを迷い道へと導くことになります。

ハートフルネスとは、自らを、他人を、そして状況を、無理やり変えさせようとしないやり方で働きかけることです。あるがままのものをそっくりそのまま受け入れる姿勢と変化を求める願望との間のダイナミックな緊張関係こそが、ハートフルな共生方法だと言ってもよいでしょう。「あるがまま」とは、この瞬間の自分自身と自分の人生を無条件で受け入れる状態をいいます。

セルフコンパッション（自分への思いやり）というやり方は、自らの思考や感情の変化をそのまま受け入れることであり、私たちの行動の基礎になっています。私たちの痛みを和らげるのではなく、セルフコンパッションで生きることで、私たちは建設的な行動を取ることができます。また意義ある人生を思う存分送ることができます。セルフコンパッションとは諦観的な受け入れ状態をいうのではなく、むしろエネルギー溢れる前向きな状態をいいます。私たちは自らに勇気を持って決定を下せる権限を与えます。その決定は目的と責任を基盤にしたものです。

手放すという行為は人生で一番やりたくないことです。私たちは成長して事物や人を愛するようになります。しかし状況が変わります。私たちは手放すという苦しみを味わうようになります。

どんなに自分の子供を愛していても、子供が成長すると、もはや子供は自分を必要としなくなります。自分一人で子供はやれるようになります。これが自然の流れです。年齢を重ねると、若さを手放すようになります。課題はいかにうまく手放すかです。

手放すとはあらゆること　人、ペット、出来事、特定の時間あるいは欲望に執着することを止めることです。今という瞬間の流れに心ゆくまで浸るということは意識的な決断を意味します。手放すとは事物を起きるがままにすることです。その結果生まれるものはもっと強力で健全なものかもしれません。

私たちは現実を受け入れ、何が起きようとも、万事良しとして信頼するようにならねばなりません。そうすれば起きることに対応できるようになり、忍耐をもって現実に心を開いて受け入れながら、人生を前へと進むことができるようになるのです。

エクササイズ

「手放す」というフレーズを口で言ってみましょう。するとどんなものが手放すものの対象として頭に浮かんだでしょうか。

悲嘆のキャンプ

私の学生たちは、心が傷ついた人のために何をやってあげることができるかを知りたがっています。とりわけ親を失った子供のために自分たちには何ができるのだろうかと。

私の父方の祖母は一九一八年三月、当時大流行していたスペイン風邪で亡くなりました。父はわずか六歳でした。男やもめになった祖父は自分の妻について語ることは決してなかったそうです。ある日、忽然と姿を消して二度と戻ってこなかったということに家族内ではなっていたそうです。私の父はおしゃべり好きでしたが、自分の母親についてはいつも沈黙を通しました。それで私は訊かなくなりました。これは父の心の傷だと私は感じ取りました。

『モリー先生との火曜日』という本の中で、モリーが幼少時に親を亡くした人たちのためのグループについて次のように語っています。「私は子供の時に母を亡くしました。私にとっては大打撃でした。このようなグループがその頃あって私の悲しみについて語り合うことができたらどんなに良かっただろうと思っていました。私は大変孤独でした」。モリーにインタビューした人はびっくりして訊きました。「あなたのお母さんが亡くなったのは七〇年前でしたよね。それでもまだ心の痛みがあるのですか」「もちろん」とモリーは呟きました。

ショーンは他のスタンフォード大学の学生とキャンプケセムで働いたときの体験を語ってくれました。

「キャンプケセムは親のがんの影響を受けている子供のためのサマーキャンプです。私は一〇歳の時、父をがんで亡くしたので、ケセムで働いてみたいと思いました。当時、私はこのようなキャンプがあることは知りませんでした。私個人の基本姿勢は『親のがんを乗り越え前へ進み続ける』でした。でも、実際にはそんなことはできませんでした。私にとって、父を失うということは私の生活のすべての面に大きな影響を与えました。心の安全と生活の安全というベールが永遠にはぎ取られてしまったのでした。

私は今、心理学を学んでいます。喪失というレンズがパノラマになります。それを通して子供は自分の世界の全部を見ることになります。彼らの体験と気持ちを共有することで子供たちは視点を調整して新しい目で世界を再び見ることができます。そうすることで親との関係を失った気持ちを癒すことができます」

ショーンはキャンプケセムで働いたことで、アメリカには親のがんで、不安、心の孤立、共同体的感覚の喪失といった経験をしている子供が五〇〇万人以上いて、自分はその中の一人にすぎないと知るようになりました。子供は親や兄弟を失うと、頼る人がいない、友だちは自分を避けるようになるなど、深い孤独感を体験するようになるのです。

キャンプでは、親のがんという難題と向かい合っている多くの子供たちががんから生まれる悲しみと孤独を避けることができます。そして慰めとサポートの手を差し伸べてくれる仲間と結びつくことができます。キャンプは支援のコミュニティです。そこでは大学生たちが良き手本と助言者になろうと努力しています。こうした環境は問題対応力や心の知力の高揚といったようなプラスの結果を生みます。

キャンプは変革の力を創出してサポートしてくれるコミュニティです。ケセムでの体験は、子供やボランティアにとって、一週間というサマーキャンプの期間をはるかに超えて持続する人生変革の機会となります。キャンプは活力、自信、永続する希望と喜びの気持ちを建設する絆と理解を育成してくれます。

ショーンのように、自分と同じように苦しむ人のために何かをやってあげることで自分の傷ついた心を癒す人もいます。これは人生に意義を見出す素晴らしい方法です。同じ運命を抱えた多くの人々の生活を高め救うことで、つまり世界をより良き場所にすることで、人は自らの喪失を生きがいに転化します。

カレンは叔母について話をしてくれました。

「叔母の父は、彼女が七歳になった誕生日に亡くなってしまいました。そのとき叔母の友だちだった女の子が叔母に『とても悲しいね』と言ったら、叔母は『もちろん悲しいわ。でもお父さんは亡くなってしまったけれど、私は幸せな気持ちにもなれるわ』と返事をしたと私に話してくれました」

亡くなってしまった人が私たちの生活の中心にいて、いつもその人のことを見失わない限り、私たち全員が幸せな生活を送ることができるとカレンの叔母は言っていたのではないかと私は思います。亡くなった人は戻ってきませんし、その喪失感を克服することはできません。しかし幸せと悲しみが共存できる余地はあります。愛する人の死を克服することは、決してできませんが、死をあなたの人生に組み入れることはできます。だから亡くなった人のことを語るということは、その人を自分の心に留めておく最高の方法なのです。

ピーターは言います。

「傷ついた心を抱えた人は同情しながら耳を傾けることで助けることができるということを知りました。苦しむ人を見て耳を傾けなさい。そして一緒に時を過ごしなさい。私たちができる最高の贈り物は一緒にいることです。あなたの苦しみを私は見ているよ、あなたのために私はここにいるのだよ、ということを知ってもらえばそれだけで十分なのです。

何らかのやり方で人を激励しようということは、失敗に終わることを知りました。理解していると思っているときでも、あなたのことを理解しているよと告げることはしないほうがよいです。まして理解していないにもかかわらず、理解しているよ、などと言っては絶対にいけません。全然力にはならないからです。苦しんでいる人に自分が今でも持っているものを思い出させることもやってはいけません。まして悲しみなんて克服できるよ、などと言えば敵意を生んでしまうだけです。私たちは自分の悲しみや苦しみは敬意を持って見てもらい、耳を傾けてもらいたいのです」

ジャスミンは一三歳のときに母を乳がんで亡くした体験を語ってくれました。

「父は、私たち姉妹をどうやって力づけたらよいのかわかっていない場合もありました。しかし父が必ず行ったことがありました。それは母のことを定期的に私たちに語ってくれたことでした。私は親を亡くした子供に会うと、決まって父がやってくれたことと同じことをします。大切なことは、亡くなった人にこよなく愛された人がその死を悲しむことを認めてあげること、彼らが今体験していることを理解してあげるためにその悲しみをいろいろな語彙で表現してあげることと、そしてこうした一連の行動を友だちや家族で共有してあげることです。
大きな悲しみは私たちの一部ですが、私たちを定義づけるものでは決してないという考えが私は好きです。この考えは多くの苦しみを伴う体験に当てはまります。私たちの最大の力は私たちの気持ちを克服することからやってくるのではなく、その苦しみを共生することからやってくるのです」

エクササイズ
あなたが体験した身近な人やペットの死を振り返ってください。人はどのようにあなたを慰めようとしましたか。何が良かったですか。何が良くなかったですか。

二本の木

傷ついた心を何かを創造することで治そうとする人もいます。今日の最後の話は、人生の晩年を立派に生きて私にたくさんのことを教えてくれた二人の友、小沢爽《そう》と小沢千緒《ちお》についてです。爽の妻千緒が末期の肺がんだと診断を下されたとき、彼は彼女の人生の閉じる日々を介護することに自分の人生の意味を見出すことができると考えました。そして力の限りを尽くして千緒の介護にいのちを捧げていました。

ところが運命のいたずらでしょうか。千緒の介護に全霊を傾けていたまさにそのとき、彼も末期の胃がんだと診断されてしまったのです。突然、夫婦揃って最終ステージを歩むこととなったのです。爽の願いはただ千緒に寄り添い長生きすることでした。爽は介護人であると同時にがんという旅を千緒と一緒にする旅人となったのでした。しかし千緒が彼の人生の先生となり先に死んだのでした。

なぜこんな苦しい状況に遭遇してしまったのか、その原因を知ろうとして、爽は千緒に尋ねました。

「私たちが何か悪いことをやったことがあったかね。なぜこんな悲劇を味わわなくてはいけないのかね」

千緒がこう言って爽を安心させました。

「私たちは何も間違ったことはやってないのよ。これが私たちの運命なの。それ以外の何でもないの」

彼女はこの運命を感謝しながら見てさえいたのです。なぜならこの運命が彼女と他の人を結びつけてくれたからでした。

「私たちはこんなおかしな経験をしているおかげで、苦しむ人たちの気持ちがわかるようになった。私も彼らの仲間の一人になれたのよ」

千緒は爽の胸に顔を埋めて詫びました。「あなたはまさに私の同志だった。私のせいであなたに負担をかけてしまった。本当にごめんなさい」。千緒のこの言葉を聞いたとき、がん患者とそうでない人を分けている隔たりが自分もがんになったことでなくなったのだと知りました。

「千緒に同志と呼ばれて穏やかな一体感をおぼえました」

爽は千緒の母親に彼の怒りと憤慨を向けていました。千緒はうつ病を患っていた千緒の母を献身的に介護していましたが、それが彼女ががんになる原因をつくったと思っていました。しかし千緒はがんになったことを運命として受け入れていました。そして今まで以上に母親に親切にしたいと思いました。

爽は、千緒の肺がんは介護のやり過ぎから生まれたストレスが原因で、自分の胃がんは千緒の母親に対する怒りが原因だと信じ込んでいた自分の態度を深く反省しました。でも爽にとり、自分のがんを受け入れることは難しいことでした。

千緒は人生全部を、自分の運命を神の意志として受け入れていました。だから千緒は穏やかな日々を送っていました。しかし爽には理解できませんでした。

「こんなに重い病気にかかりながら、なぜそんなに明るく快活に過ごすことができるの？」と彼は尋ねました。

千緒は微笑み返事をしました。「私の周りの人の親切に感謝しているからよ」。

千緒は彼女の介護をしてくれる人たちに感謝しました。千緒は画家で、日常のこまごまとしたことを神の祝福として認めていました。ご飯とみそ汁という質素な食事、彼女の介護をしてくれる看護師さんたち、彼女の配膳担当者さんたち、彼女の息子たちとその妻たち、自然医学、病院の医学、朝の運動、ゆったりと新聞を読むこと、「パートナーと一緒のヒロイン」のような家での生活、すべてを神の祝福として認めていました。

死の直前に千緒が日記にしたためました。

この世でのいのちは長くないかもしれません。末期段階に入っているかもしれません。しかし毎朝、私はいのちという贈り物に感謝しています。花の香りを胸一杯に吸えることに感謝しています。昨晩、爽が私に話してくれました。明日は結婚記念日だから花を買ってくるねと。ベッドの中で、なぜ私はこんな素晴らしい夫と一緒になったのだろうと考えてみました。恐らく、私のおばあさんの祈りのおかげだったと思います。しかしこんな素晴らしい男性は私のような女性にはもったいないです。きっと多くの人が嫉妬したでしょう。ありがとう。

千緒だっていつも完全に穏やかな状態にいられた訳ではなかったので、時には、自分の運命を受け入れながらも、身の回りに起きる自分の力ではどうにもならないことと闘ったこともありました。もっと長生きしたいと思ったこともありましたが、人の手を煩わせる存在にはなりたくないとも思っていました。あまり長生きすると、自分も死の準備に入っている爽が掲げた彼女のために生きなければという目的の達成を難しくしてしまうのではと千緒は心配していました。

千緒の願望がわかっていたので、爽は「準備はいいかい」と彼女に問いかけました。するとわずかながら頷きました。彼はこの頷きをいのちを終わらせる援助要請だと解釈しました。それで医者に彼女が同意したと報告しました。鎮静用の睡眠薬が打たれました。二人が離れ離れになったとき、千緒は六五歳でした。

悲嘆の中にありましたが、爽は自分の心に従い生き続ける道を見つけました。彼は千緒の日記を見つけたのです。そしてそれを初めて読みました。完全に消耗して打ちひしがれていましたが、日記を読んで、まるで彼女の生きた声を聞くことができたかのように、慰められ、くつろぎ、激励をもらいました。そしてレジリエンスを取り戻しました。

爽もまた日記をつけていました。それで二人の日記を一緒にしようという考えを思いつきました。一人でいる生活の虚しさと弱っていく健康を忘れさせる助けになればという小さな目的でつける日記が毎日を満たしてくれることを彼は知りました。彼の最後の労作、『二本の木——夫婦がん日記』は彼の心のリハビリとともにがんを患い妻に従いながら育んだ二人の愛の遺産となりました。これは本となり、ＮＨＫの番組にもなり、最後にはオペラにもなりました。暗い森を一緒に進む末期という最後の時間にあっても愛は育つことを優しく証明することとなったのです。秋には爽は妻と同じホスピス病棟に入りました。彼の日記は千緒との四四年間の生活で学んだことを振り返ることで終わっています。
「運命が私の処刑を遅らせました。また運命が妻の介護を終わらせ日記をつける時間を私に与えてくれました。このおかげで、私は以前にもまして妻の親切と力を認識するようになりました。これが支えとなって私の最後の日々を送っています。残す言葉は感謝だけです」

エクササイズ

「残す言葉は感謝だけです」というフレーズをじっくり考えるときに、頭に浮かぶものを回想しましょう。

アートと癒し

私たちの愛する人が亡くなった後も私たちの中に生き続けるという意識が募るとき、私たちは安堵を覚えます。これは『ライオン・キング』に見られる美しいメッセージです。つまり私たちの亡くなった愛しき人が私たちの中に神秘的なやり方で生き続けるというメッセージです。私たちは彼らの存在感がどんどん大きくなるのを感じます。また私たちの愛で彼らは生き続けるのだと信じるようになります。

私たちは創造的アートがいかに癒しを高めるかを知っています。世界中の人間は苦しい時にアートを使って私たちを助けてきました。詩を書くことは癒しです。また誰かが死んだとき、創造力が湧き起こります。アートは私たちの愛する人に私たちがさようならを言う手助けをしてくれます。愛する者について書くことで私たちはその人を生き返らせるのです。

メリンダは、金継ぎは傷ついた心を治す方法としては役に立つ、と述べています。金継ぎとは、私たちの傷ついた箇所は実存する私たちの欠かすことのできない一部であり、隠すよりはむしろ明かりで照らされているべきであることを私たちに教えてくれる比喩的表現なのです。傷ついた心の状態を治す方法は、それを否定したり忘れたりするやり方ではありません。むしろそれを想い出し明かりで照らすやり方なのです。

私たちは金継ぎに促されて、私たちの癒された心を絵にしてみることにしました。それで二〇分かけて描いてみました。私は私たちが使えるようにと金の絵の具を持ってきました。描き終えると、私たちは全員の絵を机の上に載せて教室の真ん中に置きました。そして眺めました。

カリム「絵を見ていると私たちは皆、傷ついたり壊されたりしていることがわかりますが、それを隠す必要はないですよね。だってこれらの傷跡は私たちの人となりの一部なのですから。だからそれを見せても構わないです。恐らくはそれにデコレーションを施してもいいのではと思います。私たちが経験してきたことは認知されるに値しているからです」

カレン「この絵の金色は私たちが他の人から受けてきた私たちの勇気、希望、レジリエンス、それと親切、それと助けてくれた人に対する私たちの感謝の気持ちを表していると思います。時間的に過去に戻ることは絶対できないし起きてしまったことを変えることも絶対にできませんが、それを私たちの存在の一部に統合することはできるということを示すことで私たちの傷ついた心を治しているのだという感じがします。完璧という考えなどは捨てましょう。トータルな人間になることはできるのですから」

マルサ「苦しみは私たち人間の一部である傷だと理解されるときに、苦しみと創造的に触れ合うことができるということを金継ぎは私に教えてくれました。完全と不滅は幻想です。だって私たちは不完全でいつか死ぬのですから。私たちの解放はこうした状態を認識したときに始まるのだと思います」

ジョシュ「私は完全無欠で完璧ということは素晴らしいことだという誤った幻想を捨てることで大人になってきているという気がします。この完全無欠という考えのおかげで、人間の孤独で苦しい状態から誰かあるいは何かが救ってくれるのではという願いに必死にすがりながら生きているように思えます。何かが誰かが私たちの孤独を取り去ってくれて私たちを完全なものにしてくれると思うので、私たちは苦しむのだと思います。しかし何かが誰かが救ってくれるなどというのは幻想だと知りました。また人間は不完全で欠点を抱えた状態を逃れることは絶対できないということを知りました」

人生の途上にいる学生たちは喪失と苦痛の不可避性を受け入れてスピリチュアリティを見つけているのです。このスピリチュアリティが傷を癒し、平静という存在の拠り所に学生たちを向かわせているのです。学生たちは苦しみの中に意義と喜びさえも見出すことを学んでいます。また悲しみを体験するということは、受け入れるという究極のスピリチュアリティなのだということを学生たちは確認しつつあります。暗闇を知るということは明るさを認識することです。私たちの傷ついた状態は私たちに、より傷ついていない存在になることを可能にするのです。

たとえ心は傷ついていても、私たちは癒されることができます。トラウマとなっている喪失から学び、どんな善が喪失から生まれたかを知ります。そしてこの体験が私たちをこの世に二つとない価値ある存在にしてくれると信じることで、レジリエンスが向上するのです。

私たちのクラスでは、私たちの傷ついた心の金継ぎを人が集うコミュニティで行い、包み隠さずあけっぴろげの心、傷つきやすい心、優しい心で共に集うことで、私たちの傷ついた心を治すことができるのです。私たちは自分たちの痛みと苦しみを全員が分かち合っている存在であるとみなすとき、私たちの傷は他人を癒す源となります。傷は、絶望と憎しみの単なる源ではなく、人間性を表すものとなるのです。

コミュニティで金継ぎをすることで、私たちは人間として根幹部分で傷ついた状態にあることを相互に告白し一体性と連帯感から希望を共有することができます。この希望が私たちの傷ついた心を治してくれるのです。

第7講

愛こそが死の解毒剤

アナとイサ

「私は何度も死にかけましたが、死ぬことはありませんでした。あとに残されるということは、私の身体に起きた病魔との闘いよりも困難なことでした」

学生たちは、イサの言葉の端々に、彼女が幼い頃から死の現実と密接に向き合い、生きる意味や充実感を見出した女性であることを感じ取っています。私は、死に直面したときにどう生きるか、その知恵を共有できるメンターを招きたいと考え、イサを授業に招待したのです。

彼女が到着する前に、私たちは彼女の人生を描いたドキュメンタリー映画『ミラクルツインズ（The Power of Two）』（二〇一一年）を観ます。イザベル・ステンツェル・バーンズが、幼いころから囊胞性線維症《のうほうせいせんいしょう》という致命的な肺の病気のため、何度も死にかけたことがわかります。しかし、彼女は二〇〇五年の両肺移植によりいままで生き延びてきました。彼女の双子の姉アナも囊胞性線維症から生還しましたが、二度の肺移植を経て二〇一三年九月に小腸がんでいのちを落としました。

この一卵性双生児は、一九七二年、カリフォルニア州で日本人とドイツ人の移民の両親のもとに生まれました。難病を抱えながら、死の現実と向き合い、普通の生活を送ろうとすることが彼女たちの生涯の闘いでした。彼女たちの物語には、自分の身体との波乱に満ちた闘い、独立したアイデンティティへの欲求、そして身体的に異なっていても愛すべき存在であることを徐々に受け入れていく姿が描かれています。

彼女たちは人生の早い段階で、自分の病気を完全にコントロールすることはできないが、生きることと死ぬことに対する姿勢はコントロールできること、そしてそれがすべての違いを生むことを悟ったのです。

アナとイサは、私たちのほとんどのように、いつまでも死なないというふりをするのではなく、常に死を意識して生きることにしました。皮肉なことに、このことで、彼女たちは本当に生きることができたのです。限られた時間を意識することで、その時間を無駄にすることなく、可能な限り充実した生活を送ることができました。病気は彼女たちにとって、今を生きること、マインドフルに今に存在すること、毎瞬毎瞬に感謝し、それを受け入れることを教えてくれる偉大な師匠になったのです。

双子は、奇跡的な肺移植の恩恵を受けるまで生き延びることができたのは、自分たちの相互依存のおかげであることを発見しました。また彼女たちは、文化的伝統によって形作られた人生、家族の粘り強い献身、そして嚢胞性線維症という難病をともにする人々から受けた激励にまつわる歩みを共有してきました。

肺が健康になったことで、二人は新しい人生を手に入れ、何でも楽しむだけでなく、人のためにできることをするようになりました。アナは遺伝カウンセリングを、イサはホスピスソーシャルワークを、それぞれ専門に学びました。アナは人生の始まりに関する仕事、イサは人生の終わりに関する仕事に就いたのです。彼女たちは擁護してくれる人たちから勇気をもらい、自分たちの病気に関する研究をワシントンD.C.に訴えました。また、臓器が必要な人はたくさんいるのに、進んで提供してくれる人が本当に少ない日本へも赴き、臓器提供のお願いをしました。

自分の子供が先に死んでしまうかもしれないということを恐れている人は多いと思います。アナが亡くなったとき、母親のハツコに対し、「あんなに若くして娘を亡くすなんてつらいですね」と親身になって慰めてくれる人がいたそうです。しかし、ハツコは、「彼女たちは、生後三日目からずっといのちが危なかったのだから、私の考えは違う」と言います。アナは延命のための手術を受け、その後も次々といのちの危機を乗り越えてきました。だから、アナを失ったことは耐えがたい痛みを伴うことですが、ハツコ、イサ、そしてアナを愛する人たちは、アナが四一年間、この世で精一杯生きてくれたことへの感謝の気持ちでいっぱいなのです。

イサの話を聞きながら、私はアナのことを思い出しています。学生たちは、彼女の年齢をはるかに超えた知恵に深く感動しながら、熱心に話を聞いていました。その週の学生たちのジャーナルには、アナが与えられたものを受け入れ、感謝して生きることについて、どれだけ教えてくれたかが書かれていました。クラスでは、アナが語った自分の体験談から、小さなことに感謝し、自分や他人のもろさや弱さを受け入れながら、より充実した生活を送る勇気をもらったという話をみんなでしました。

アナは強く勇敢で、一度だけでなく二度の肺移植を乗り越えてきました。彼女が小腸がんになったと私が聞いたとき、最初は、すでに十分に苦しんでいた彼女にまた試練が与えられたのかと信じられませんでした。そして、治療を受けていると彼女から聞いて、私はその病気にもきっと勝つと確信しました。しかし、アナは不死身ではなく、移植による免疫抑制ではがんには歯が立ちませんでした。果敢な闘病の末、彼女は家族や友人に囲まれ、この世を去りましたが、それは、彼女がどれだけ愛し、愛されていたかを物語るものでした。

私たちがクラスで行うことは、双子が教えてくれるシンプルなレッスンに基づいています。私たちは互いをはっきりと見て、互いの目を通して世界を理解し、互いのありのままの姿を尊重しようと努めます。私たちは、五感と心をフルに使って、深い傾聴を試みます。私たちは、自分自身のあらゆる部分を受け入れ、可能な限り偽りのない姿になろうとします。私たちは、思いやりが生まれそれが自分の中に浸透するまで、他者の良いところを見ます。

スタンフォード大学の学生たちは、アナとイサからの人生のメッセージを静かに受け取りました。そこにはおそらく、この双子がかつて自分たちと同じ大学の学生だったという事実も大きかったでしょう。彼女たちは、一八歳でスタンフォードにやってきて、私の学生たちと同じ寮に住み、同じ食堂で食事をし、同じように自転車でキャンパスを走り回ったのです。

学生たちは彼女たちをどう見ているのだろうかと私は思いました。痛みや苦しみを思い出させる悲しい存在だったのでしょうか。「彼女たちは不幸だが、私は違う」と思って距離を置いたのでしょうか。双子に同情し、かわいそうだと思ったのでしょうか。

しかし、学生たちが記すジャーナルには、こうした考えは一切出てきませんでした。代わりに、双子がいかに感動的であるか、いかに勇気があるかを書いていました。イサとアナは繰り返し人生を肯定しています。シンプルなことを大切にし、「私たちは互いにつながり、人の心を大いに楽しむためにここにいる」と信じているのです。

アナは学生たちに、自分とイサは生きることと死ぬことを同時に学ぶことができ、病気を完全にコントロールすることはできないが、グラスの水を半分空と見るか、半分満ちていると見るかを決めるのは自分の態度次第だと話しました。

「少しの挑戦的態度は良い薬になる。もし、病気による余命を示す統計を信じていたら、私たちはおそらくこんなに長くは生きられなかったでしょう。基本的に死への反応は、二つです。死から遠ざかるか、死に向かって進むかです。死から遠ざかるとき、私たちは多くの人がするように、死を否定し、頭を砂に埋め、死ぬつもりはないかのように装いました。結局のところ、他の人たちと同じように普通になりたかったのです。一生懸命勉強しました。大きな目標を持って将来の計画も立てました。スタンフォードに行き、多額のローンを借りて、『長く生きないからこれは返さなくて良くなるんだ！』と思っていたんです」

亡くなる直前、アナはこう書いています。

長い間、死と隣り合わせで生きてきたことで、私は本当に生きてきたと思います。限られた時間を意識することで、一時の時間も無駄にすることなく、より良い人生を送ることができました。残念ですが、病気になってこのことに気づいたのです。人は皆、何を求めて努力するのでしょうか。私は、誰もが愛とつながりを感じ、偉大な何かの一部となり、影響を与え、激励を受け、やすらぎの心と満足感をもって世界を去りたいと願っているのだと思います。幸いなことに、大きなモチベーションと目標達成の機会のおかげで、それらすべてが私のもとに降り注いでいるのです。私たちの映画と本はインパクトを与え、素晴らしい人々が私を取り囲み、私は神の愛、配偶者の愛、幼い姪の愛、そして新しいバセットミックスの子犬・ティモンの愛さえも感じているのです。旅先では、夢にも思わなかったような素晴らしい景色を目にし、人間の感情の高ぶりの最高潮も落ち込みのどん底も感じました。後悔はありません。

学生たちも、人生の苦闘に意味を見出そうとしているので、双子のメッセージに容易に自分たちを関連付けることができることがわかりました。彼らも、学校や社会で感じる絶え間ないプレッシャーや、死を意識することでもたらされる恐怖に向き合っています。学生たちは、双子から与えられたものを受け入れ、感謝して生きることを学んだと言い、その生き方が、小さなことに感謝し、自分や他人のもろさと脆弱性を受け入れ、精一杯生きる勇気を与えてくれると言います。そしておそらくこれが、双子の人生の闘いに意味を見出す私たちの方法であり、個人の存在を超え、他の人々の人生のために広がっていくものなのです。

エクササイズ

力を尽くして人生を生きるイメージを思い浮かべてください。この世を去る前にしておきたいことは何ですか。それを阻むものは何ですか。挑戦することへの恐怖を克服するにはどうしたらよいですか。

学生たちの経験する喪失

クラスでは、自らの体験や研究、仕事を通じて悲しみのスペシャリストとなったイサが、「悲しみは感謝によって軽減される」と説明します。自分と亡くなった人が共有していたことに感謝することで、最大の喪失にも耐えることができるのだと、彼女は私たちに確約してくれます。イサは学生たちに、自分が被った喪失について一人ずつ話してくれるよう呼びかけました。

テイラーは、最近離婚した両親の話をシェアしてくれました。

「両親が離婚するまでの間、私は愛することと手放すことの両方を実践する時間をたくさん持ちました。ここ数年、かなり有害だった父との関係を手放すことができました。少なくとも、父がセラピーを受けて、もう私を傷つけなくなるまで手放すことができました。ひとたび母が私の精神状態を完全に理解することはできないという事実を理解し、共感することができると、私の精神状態への不適切な対応に対する母の考えに私が抱いてきた不安にもかかわらず、私は母を赦しました。

そして、もっとも重要なことは、過去の人間関係や、過去に傷つけられた人々について、自分を赦し、セルフコンパッションを実践できるようになったことです。これらの関係は、自分自身を否定するものではなく、むしろ成長する機会であることに気づきました。

そして、ようやく、この状況について母に感じていた強い共感を手放すことができました。それまでは、信じられないような喪失感を覚えていて何もしてあげられなかったのですが、家に帰り、母の悲しみに自分が良い影響を与えてきたことを知り、母もきっと大丈夫だと、自分自身が前より気が楽になることができました。手放すときに、自分の周りにあるものに感謝できるようになりました。

スタンフォードに来てから、無理に人と一緒にいようとして、結局は中身のない会話をするのではなく、できるだけ多くのユニークな機会を活用して、本当に一緒に過ごしたいと思う人を見つけることを優先するようになりました。私は、ここで素晴らしいサポート・システムがあることを大切にしてきました。そのおかげで、他人と一緒にいることに頼る必要もなく、こうした機会を利用することができるようになりました。そして、このことを通して、私は完全に受け入れられ、自分の居場所のように感じられる素晴らしいコミュニティに出会いました。私は、これまでに私の旅で役割を果たしてくれた人々、スタンフォードでの私の旅に貢献し続けてくれるであろう人々に永遠に感謝し、また愛に満ちた感謝の気持ちを示していくでしょう」

アシュリーは、愛することと手放すことについて語りました。

「ここ数ヵ月は、いつも以上に手放さなければならないことが多く、良いことであれ悪いことであれ、物事をうまく終わらせる決意を少しずつ強めてきました。私はいつも考えすぎたり、心配しすぎたりするという問題がありました。今まで自分が関わってきたことにもう口出しができないという事実に平静でいられること、それがもう自分にとって不可能だということに思い悩まないこと、これが私にとって重要だと感じています。

来年は海外に行くので、この素晴らしいコミュニティを残して去らなければなりませんが、これからじきに持つことになる喪失感は、愛することと手放すことを学ぶ助けになるだろうと思っています。

昔見たテレビ番組で、恋愛は常に一時的なもので、いずれにしても心を痛ませて終わるという名言がありました。私は、常に終わりが頭に浮かんでいたので、親しい関係になることをとても恐れていました。でも、この数週間、意識的に終わりについて考えることが手助けとなり、何かを失うことはもっとうまくやれるようになる何かなのだと実感できました。自分が持っているすべての感情や悩みから逃げずに、直接向き合って受け入れることができると知ることは、とても素晴らしいことだと思います」

カーレドは、永遠に続くものはないということについて話しました。

「手放すのはとても難しいことだと思う。でも、残念なことに、成長するためには、あらゆるものの中でもっとも手放しがたいものでさえも手放さなくてはならないことがあります。手放すということで、何か他のものに自分の愛とエネルギーを注ぐことができるので、以前より深く愛することができるようになるのです。しかし、私が苦労して学んだ残念な真実は、永遠に続くものなどないということです。でもそんなとき、誰かや何かがなくなったことを悲しむのではなく、あなたが懐かしくなるほど、あなたに影響を与えてくれたことを喜びなさい、そのことが起こったことに幸せな気持ちになりなさい。でも、手放すということは、忘れるということではありません。なぜなら、ときに、自分が経験した良い時間を振り返ったり、思い出したりすることは良いことだからです」

ヴィヴィアンは、受容について語りました。

「スタンフォード大学に在籍していて、私が手放さなければならなかったことのひとつに、自分自身への期待があります。たとえば、入りたいクラブや取りたいクラスなど、自分のアイデンティティにとって重要だと思うものがあったのですが、まだ加入や受講もかなっていません。すべてのことは理由があって起こるのであり、私の長期的な目標や夢に到達するためには、必ずしも計画通りにことが運ぶ必要はないと信じなくてはいけませんでした。自分自身にもっと優しくなり、自分のアイデンティティを成果や目標に置かないようにしなければなりませんでした。たとえ、それが根本的に良いことで、人を助けることができたり、自分の人生において貴重な学びの機会になったりしたとしてもです。

また、さまざまな人間関係に対する期待も手放し、批判や心配をせずにありのままを受け入れる必要があったと思います。これはまだ積極的に取り組んでいることです。そして、期待を手放したとしても、自分が望むような段階に近づくように、これらの人間関係にエネルギーを注ぎ込み続けることはできます。自分にとって意味のあることだと思うので、そうすることを選ぶはずです」

ティファニーは、いのちの尊さについて語りました。

「私にとって、『いのちの尊さ』の裏返しは『手放すことと愛すること』です。人生はとても儚く、時には傷つくこともあるということに気づくとき、私は自分の無邪気さを手放さなければならないのです。私と私の愛する人たちが長く完璧な人生を保証されているという考えを手放すとき、私には愛して生きる時間は限られているということに気づき、私が今持っているものにもっと深く感謝できるようになります。そうすることで持っているものをもっと愛せるようになります。人生は本当に貴重なものであり、それを最大限に生かすことができればと思います。そのためには、周りの人たちにたくさんの愛を与え、そして受け取りたいと思います。生きることは愛すること、愛することは生きること、それは表裏一体であり、どちらか一方が欠けても成り立たないと信じています」

エクササイズ

愛すること、手放すことについて考えるとき、何が頭に浮かびますか。
もっと愛したり、そして/または、手放すためには何が必要ですか。

悲しみの教訓

授業の前に、アナとイサの双子によるTEDxトークを鑑賞しました。アナが亡くなる数ヵ月前に二人は一緒にTEDxトークを行い、アナの死後は、イサが一人で再びトークを行いました。

私たちの中でこの双子を『Power of two』だと知っていた人たちは、一人残された彼女の持つトークの才能に驚かされました。だが、彼女はこう言っています。

「私はあなたたちの前で喪失について語る力を持っています。私は人生のすべてを別れを告げるアートを行うことに費やしていたのです」

イサは喪失の達人です。彼女には嚢胞性線維症のために失った数多くの友人がいました。彼女は、愛し、愛されることで自分が素晴らしい人間になるのだと彼らが教えてくれたと信じています。しかし、イサはまた、愛する誰かを失うことは、私たちの本能に反しているため、誰もが経験しなければならないもっともつらい経験であるということに気づかせてくれました。私たちは誰もが、一時的に過ごすだけのこの世界では愛着でつながれているのです。

イサは彼女自身の闘いを通して学んだ教訓を伝え、否定するかもしれない人々をからかっていました。「もし、あなたが愛する人を失うことを考えていない場合は、これらの教訓はあなたには当てはまりません」

彼女の一つ目の教訓は、われわれはただ感情的になるのではなく、自分の気持ちにマインドフルになることができ、流れに合わせて、それらの感情を海の波のように観察し、麻痺させられたり圧倒されたりしないようにすることができるということです。つまり流れについていくことができるということです。「私たちは悲しみを乗り越えることができるのだと信じてください」

二番目の教訓は、すべての喪失に目的を見つけることができるということです。自分の痛みを十分に体験することで、他人の痛みに対してもっと思いやりを持つことができます。イサ個人としては、彼女が人生の経験から得た知恵で死の最終ステージにある人々に安心をもたらすことができるホスピスのソーシャルワーカーとして働くことに目的を見出していました。彼女はまた、喪失を悲しんでいる人のためのセラピーライティンググループのリーダーも務めています。

イサは、愛する人との別れだけでなく、自分の健康、能力、美しさにもアートが役立っていると信じています。「三〇代の頃、私が病気で働けなくなったとき、私たちは回顧録を書きました。私たちの共生の絆を年代順に記録し、亡くなった友人たちの話をしたかったのです。書くことによって、彼らを生き返らせることができました。書くことで、コントロールできない過去のすべてのごく少しをコントロールできるようになり、自分が経験してきたことを整理し、偏らない見方をすることができました」

彼女の三つ目の教訓は、書くことによって、悲嘆に暮れている人たちが声をあげ、自分の痛みに何らかの力を見出すことができるというものです。

イサは、私たちは別れを告げる方法が明確で秩序あるものであってほしいと願うかもしれませんが、死はカオスであり非論理的であるため、それに正しいやり方も間違えたやり方もない、と言います。悲しみは科学ではなくアートであり、私たちは起こったことを理解し、自分自身の方法でその目的を見出すものだと彼女は言います。

イサの四番目の教訓は、別れを告げる行為が、自分の番になったときにも自分は忘れられることはないということが、遺された人々に保障される癒しの儀式のなかで集団的に行われると、はるかに楽だということです。愛情が墓を超えて広がっていくからです。パンデミックの悲劇は、私たちから伝統的な別れの儀式を奪ってしまったことでした。

誰かが亡くなると、溢れんばかりの創造力がしばしば生まれるということが彼女の最後の教訓につながります。人とのつながりを感じる手助けをしてくれる一方法として、チベットの祈りの旗をアナの友達と一緒に作ることで、アートは私たちに別れを告げさせることができるということを私も学びました。

彼女の話はこう締めくくられています。

「別れを告げることとは、何を持ち続け、何を手放すかを学ぶことです。もしあなたが愛する人を失った経験があったり、いつの日か取り残されてしまうほど長く生きたりすることがあるなら、別れを告げる素晴らしさをあなたも知るでしょう。われわれはいつか死ぬということを十分に意識して運命を受け入れることで、私たちは人生をより深くより情熱的に経験できるようになると強く信じています。いつか私たちが愛する人に別れを告げる日がくるかもしれないと納得することで、彼らをより深く慈しみ、愛し、辛さよりも感謝の気持ちを持って彼らを記憶にとどめておくことができるのです」

授業で、イサはスタンフォード大学の学生だった頃の話をし、当時付き合っていたボーイフレンドが彼女の人生について聞くと、「なんて、悲しいことなんだ」と言ったと話しました。そして、「だから、私は彼を捨てたのよ!」と言い、私たちを笑わせました。

イサは悲しみによって特徴づけられる人には見えないから、私たちは彼女の気持ちがわかったような気がしました。確かに、悲しいという感情は、喪失という厳しい現実に直面したときに生まれるものですが、私たちと同じように、彼女は病気を患っている人以上の存在なのです。彼女の人生は、感謝、つながり、そして純粋な喜びに満ち溢れています。

喪失の話を共有することで、いかにこのパンデミックによって、私たちが多くのものを失ったかに気づきました。ある人は死を経験し、私たちは皆、大きな夢や、人生を豊かにしてくれる日常の小さなものを失ってしまったのです。共有することで、私たちは人と関わることの心地よさを感じ、愛しまた失うことで、得たものを改めて認識することができました。自分がどれだけ愛し、愛されてきたかをより深く認識することで、より豊かな気持ちになりました。イサの力強いエネルギーに私たちは魅了され奮い立たされ、別れを告げることは、精一杯生きることと同様に、私たちも学ぶことができるアートである、と私たちは信じるようになり、私たちは活力を取り戻したのでした。

イサへのメッセージ

イサがクラスを去った後、私たちは彼女の存在によってどのような影響を受けたかを考える時間を持ちました。私たちは、感謝の気持ちを伝えるために、メッセージを書いてイサに届けようと決めました。以下はその一部です。

親愛なるイサ

今日は私たちのクラスに来て、お話をしていただき、そして私たちの話を聞いていただき、本当にありがとうございました。あなたが来てくれたこと、そして私たちが生きてきた道が、たとえ少しでも、交わることができたことに、とても感謝しています。クラスの他のみんなが抱えていることについて素直に聞くことができたのは、とても特別で有意義でした。結果、今日のこの授業での私たちの行動で、今まで以上に心からお互いを愛することができるようになると思います。あなたがとてもオープンに生きていること、喜んで私たちとあなたの物語と真実を共有してくれることに感謝したいです。あなたの勇気、正直さ、率直さ、優しさ、共感、信頼、そして愛に感謝します。そして何より、私たち皆が聞きたかったと思われる「あなたは今、どんな喪失を抱えていますか?」という質問を、率直にそして大胆に聞いてくれたことに感謝します。この人生の旅路において、私たちは一人ではないことを思い出させてくれたことに感謝します。あなたと空間と時間を共有できたことは、ギフトであり特別なことでした。あなたの幸せを願っています。またすぐにお会いできることを楽しみにしています。

愛を込めて、ルイーズ

親愛なるイサ

言葉では、あなたの思いやり、強さ、そして心に響く言葉への深い感謝の気持ちを言い表せません。あなたは、とても愛情と思いやりに溢れた、才能ある話し手です。私はこのクラスから、地に足がつき、力を与えられ、希望に満ちた気分で立ち去ることができました。

死と悲しみはこの人生において避けられないものですが、私はそのすべてを通して成長し、芸術を創造できます。そして、私の周りの世界に強さと美しさを見出すことができ、またこれからそうしていくことでしょう。

私たちが自分たちの深く傷つきやすい部分を共有したとき、あなたが優しさと心遣い、存在感を持って私たち全員のために心を注いでくれたことはとても素敵でした。

あなたのTEDxトークの講演もまた、私の心にとても深く響きました。あなたの力強い言葉は、私が病気で失った私の部分、過去に悲しんだ私の部分、そして現在悲しんでいる私の部分について、思いやりをもって振り返るきっかけとなりました。私の悲しみには波があります。あなたのTEDxのビデオは、私が昨年、親友のニーナを末期がんで亡くした経験にも通じています。あなたの言葉によって私が聞いてもらっている、また見てもらっている気がしました。

病気で苦しんでいるスタンフォードコミュニティのメンバーに出会ったことで励まされ、自分も同じことがやれるという希望を持つようになりました。サポートが必要なときに手を差し伸べてあげる力が以前以上に与えられた気がします。自分に希望が持てました。自分に力強さを感じます。言葉では、あなたへの深い感謝の気持ちと、あなたの話を聞いたことによって変容した私の体験を言い表すことができません。お幸せをお祈りいたします。

ガブリエラ

親愛なるイサ

今日は来ていただいてありがとうございました。みんなの喪失に関する話を聞いて、とても励まされました。周りの人たちに水面下で何が起こりうるのか、そしてそれを隠すことに私たちがいかに慣れているのかということは驚きです。社会が私たちにこのような形を強要するのは残念なことですが、このようなクラスがあること、そしてあなたのような人を招いてくださる先生がいることがどんなに素晴らしいことかが本当によくわかりました。アナの死はとても残念ですが、あなたがアナの悲しみをどのように整理したか、また、他の人が悲しみを整理するのを助けることを通じて、いかに喪失に対処することを選択したかに驚いています。あなたのお話は、本当に感動的です。

実際にお会いする前にTEDの講演を拝見し、今日、あなたを知ることができたことは、私に深い印象を残しました。私はあまり自分の感情をはっきりと表すタイプではなく、自分の深い考えや悩みを人に話したいと思うタイプでもないです。でも、みんながあなたの個人的な生活を知っている中で、あなたが、自分自身について、自分の経験について、自分の信念について、私たちと分かち合うことができるなんて、本当にすごいと思いました。

あなたが快く私たちに話そうとしてくれたことに深く感動しましたし、初めてお会いしたにもかかわらず、共感できるレベルであなたとつながっていると感じました。私は高校生の時以来、人前で泣くことができませんでしたが、今日は、あなたがソウルメートを失ったことについて聞き、あなたのために、そしてあなたとともに泣きました。アナの死後、今のあなたにはアナがどのように見えているのか、あなたがその死にどのように対処し、誇りを持って生き続けてきたかを聞くのはとても美しいことでした。私は、あなたや今日ここにいる多くの仲間たちほど深く喪失を経験していないので、ストレスによる喪失について話すのは、最初は少し気が引けたのです。しかし、あなたの存在と率直さはとても心を落ち着かせ、私の喪失が皆と比べてどんなに小さなものであっても、耳を傾けられていると感じました。私の人生や物語に無条件に深く耳を傾け、注意を払ってもらった体験はこれまでなかったので、私がどれほどあなたに感謝しているかを知ってほしいのです。

どうかお体に気をつけて。そして、今日ここに私たちと一緒にいてくれたことに本当に感謝します。

愛をこめて、ティファニー

親愛なるイサ

私は平安と悲しみを同時に感じています。一方では、私の中にある不幸を受け入れる穏やかさがあり、愛する人に感謝する気持ちがあります。もう一方で、私は避けられない悲しみを経験しておりますが、その悲しみはゆっくりと心を浸食しています。大切な人たちのために最善を願う気持ちは変わりませんが、その無力さには悲しくなるばかりです。でも、今日の授業で、前に進む力が湧いてきました。私は一人で悩んでいるのではありません。この人生の旅路で、私は一人ではないのです。実際には、私の愛する人たちをどこへ行くにも連れていくので、私は彼らとともに歩む終わりのない旅の途中なのです。友人たちとの大切な思い出を懐かしく思い出しながら、彼らと終わりのない旅をしているのです。これからの自分の冒険だけでなく、みんなの冒険を楽しみにしています。

自分の気持ちだけでなく、私たちの気持ちも深く考え、明確に表現していただき、本当に感謝しています。自分の言葉を感情に（あるいは感情を言葉に）表現するのはとても難しいことなので、私たちの考えをあなた自身の言葉で受け入れられるような方法で確証してくれるのを聞き、とても心が落ち着きました。また、この授業の前に一度も会ったことのない、つまるところ「他人」のグループの中で、他の学生が私のストーリーを共有してくれたのですが、私の心はガタガタになっていました。クラスメートやゲストにそのような個人的な情報を託すのはとても勇気のいることですが、あなたの授業の進め方でとても自然に感じることもできました。

愛をこめて、スタンリー

臨死体験

学生たちが興味津々なので、私はイサに臨死体験について話してもらうことにしました。移植を受ける前、肺の容量が0%に近づいたとき、彼女は死にかけました。

「体がぐったりして、呼吸が止まり、口から血が少しにじみ出たと聞いています。数分内に、部屋は十数人の医療関係者で埋め尽くされ、私の体に覆いかぶさりました。明るいライトが照らされ、クラッシュカートが部屋に入り、アラームが鳴り響く中、インターホンから『コードブルー(危篤状態)。一階。四一号室』と声が繰り返されました。

突然、大丈夫だ、私は大丈夫、こんなの大したことない、と叫びました。私は大丈夫です。私は大丈夫だったのです。うぉ――――！　と私は叫びました。なんて素晴らしいんだ！　美しいんだ！　わー、なんて明るいんだ！

その夜、私は死んだが、生き返ったのです。それは純粋に肉体の闘いであり、非常に疲弊した、グロテスクな死の浪費であり、完全に肉体が停止した状態でした。それが起こる数日前、私は感情を完全に封印しました。私は生存モードにあり、感情は重要ではありませんでした。私は自分の希望を直接家族に伝えることができ、冷静に自分を表現することができました。

しかし、魂は完全に生きていて、私の死は穏やかで安心の中にありました。私は光を見たので、もはや死を恐れる必要はありませんでした。とてつもなく神聖な静けさと、すべてうまくいくという安心感を覚えました。私は周りの人に何度も奇跡が起きると伝えました。

彼らは、奇跡が起きるという私の断言を、単なる妄想か、鎮痛剤による混乱か、と思ったかもしれません。しかし、そこには私を高揚させる存在があったのです。その存在は、私が死を迎えようとするとき、私に高揚感と恍惚感を与え、死の過程をほとんど快感に近いものにしてくれました。

まだ先のことはわかりませんが、自分が死ぬことに対する安心感は最後の最後まで持ち続けるでしょう。いつ死ぬかは自分ではコントロールできません。でもその時ではなかったのです。私はまだ生きるよう運命づけられていたのでした」

私たちは体だけではない

授業の後、私はイサの五〇歳の誕生日パーティーに招待されました。彼女はこんなに長く生きられるとは思っていなかったので、とても嬉しい行事となりました。コロナの危険性はあるものの、彼女は家族や友人たちと、自分に与えられたいのちの恵みを感謝しながら祝う機会を逃すまいとしたのです。

パーティーの席で、彼女は医療上の挑戦が待ち受けていると発表しました。後でわかったことですが、彼女は左目にがんがあったのです。パーティーの直後、彼女は手術を受けることになりました。脳への転移を防ぐ唯一の方法は、目を摘出することでした。

イサが言ってきたように、生きることの代償は失うことです。確かに、私たちは愛する人を失います。そして、体の機能、時にはその体の一部も失います。そう、生きれば生きるほど、失うものも増えていくのです。

イサは、大切な体の一部を失いました。彼女は、とても素晴らしく、活力のあるものを失ったことを悲しんでいると書いています。しかし、彼女の豊かな経験は、壊滅的な損失の後に生き続けるための人生のもうひとつの挑戦としてとらえるのに役立っています。

「私は再び、大人になること、身を委ねること、他人の目を気にすることをやめること、この体に対する恐れや不満と折り合いをつけることを学ぶことを余儀なくされているのです。移植後約一八年にして、生きていることにタダ飯はなく、何事も——とりわけいのちという贈り物には——代償を伴うことを知りました。多くの友人たちが順調な回復を願い、祈ってくれていることは、本当に幸せなことです。皆さんありがとう」

イサや周囲の人々が体の一部や機能を失っていくのを見るにつれ、私は自分たち自身を単なる体以上のものとして見る必要があることを再認識しています。私たちの体は一生の中で強くなり、そして次に必然的に弱くなっていきます。ときに段々と、ときに一気に。私たちは皆、この衰えと精一杯闘いながら、自分ではどうにもならない喪失を受け入れることが求められているのです。彼女が書いているように、そこには悲しみがあり、受容があり、進み続ける意志があるのです。

「この三週間、私はこの現実を嘆き悲しみましたが、もう準備は整いました。この先ずっと片目と眼帯で世の中を進んでいくことを受け入れることができるようになりました……。私は、片目でもこの世界で生きていけるという自信を新たにしたのです」

多くの友人が、見た目ではなく、ありのままの自分を愛してくれていることに気づかせてくれたことに、イサは幸せを感じています。

「とりあえずがんが無くなったので、健康で長生きしたいです！　運転や画面操作など、ちょっとしたことは慣れるまで忍耐が必要ですが、新しい『洞察力』が現れてくると思います。iPhoneのアバターも、私のような人間を応援してくれているのです！」

私たちは、単なる体以上の存在です。私たちはその体を大切にし、その体を使って人生を最大限に経験し、そして解放しなければならないのです。

二〇二三年七月一二日、イサは穏やかにこの世を去りました。私たちとの最後の授業以来、がんは彼女の体をむしばみ、肺にまで転移しました。手術や治療で病気を止めることはできず、長い闘いの末、イサの体はついに終わりを迎えました。

イサは私たちに一〇の願いを残しました。

① 喜びを追い続けること。いつも楽しみと笑顔を求めてください。
② あなたの物語を語り続けること。何があっても、あなたの人生には誰かに教えるべきことがあります。それを書いたり、絵を描いたり、音楽で表現したりしてください。
③ あなたを不快にさせるものや恐れるものに立ち向かうこと。それが勇気を育て、私たちが人間として最大の可能性に成長する唯一の方法です。
④ 優しさを日常の習慣にし、特に異なる人々や不幸な人々に対してそうあること。
⑤ 他人に害を与えないこと。
⑥ この貴重な地球に優しく接すること。消費を減らし、できるだけ自然の美しさを楽しむこと。
⑦ もっと聞き、もっと質問すること。
⑧ 深呼吸を楽しんだり、美味しい食事を楽しんだり、体の動きを楽しんだりすること。これらはあなたの体の日常の奇跡です。
⑨ 臓器、目、組織の提供者になることを考えること。
⑩ 私が生きていたことを忘れないでください。

彼女の最後の言葉はこうです。

「クリスチャンとして、私は病気も悲しみもない、愛だけの場所での永遠のいのちを信じています。私が行った場所では、多くの友人たちとの大きな再会が私を待っているのです。あなたに愛を送ります。心から私を愛してくれてありがとう」

「私たちは身体だけではないのよ」

ホスピス・ボランティアとしてシズコを訪ねたとき、私は肉体と精神について考えさせられました。シズコは四三歳ですが、ＡＬＳですでに体の自発的なコントロールが利かなくなっているため、実年齢よりはるかに老けて見えました。私は、彼女と目が合うと微笑みましたが、違和感と戸惑いがありました。私はシズコのように、どんどん衰えていく障害を抱えた体の中で生きていくのは、さぞかし辛いことだろうと想像しました。とても悲劇的で、耐え難いほど悲しいことだと思われたのです。

シズコは会うたびに、私に微笑み返してくれました。私は、私のためにシズコが幸せな顔を装っているだけで、本当は泣いたり、怒ったり、自己憐憫にふけっているのだと思っていました。ところがそうではなく、シズコは、医者、看護師、家族、私、すべての人に感謝し、恵まれた自分の良き人生について話してくれたのです。

私は、彼女が私に生き方を教えてくれているのだと思い、彼女のそばに座るようになりました。ある日、私が彼女を怖いと思っていると彼女は感じ取り、私の目を見つめながら、彼女は優しくこう言ったのです。「ねぇ、私たちは身体だけではないのよ」。一緒に座って、私の手を彼女の手の中で休ませながら、私たちは穏やかな沈黙の中にいました。彼女の優しさと思いやりが、私の恐怖感を和らげてくれました。

大変な激しい試練を乗り越えたシズコの強さは、肉体の死後も生き続ける魂への確信に基づいているように思えました。彼女の体の中にも、私たちの体と同じように、成熟して自由になる魂があるのを私は感じました。それとも、肉体が魂の中にあるのだろうか？　私の思考は混乱していましたが、分析することを止めたとき、私の中にある死ぬことや死への不安がおさまり、彼女の穏やかな輝きに包まれました。

シズコは、彼女のような重度な障害状態に対する恐怖心から私を解き放つ手助けをしてくれたのです。シズコのような身体で毎日を過ごすことがどんなことなのか、私はまだ想像できませんが、彼女は目に見える肉体的現実を超えたものを見る可能性を私に教えてくれたのです。すべてを失った時でさえも、ただ存在することの喜びが残っていることを私はわかり始めました。

異なる世界観に目覚めると、極端で一見悲劇的な人生でさえも、その一瞬一瞬の美しさで豊かになることができます。シズコが肉体の大きな変化を潔く受け入れている姿を見て、私は人間の精神のレジリエンスと、死を乗り越える魂の存在を信じる気持ちを取り戻したのです。

禅ホスピスプロジェクトの共同創設者であるフランク・オスタセスキーは、一〇〇〇人以上の人々が死という神秘の中で自分の道を見つけるのを助けてきました。しかし、二〇一九年七月、脳卒中に続けて見舞われ、脳の能力と視覚がやられて身体機能を喪失したことで、日常生活の多くの側面が困難になりました。彼は、愛、思いやり、そして好奇心に強さと安全な場所を見出しました。また、彼はすべての経験を使えばマインドフルネスを生き生きと実践できると知りました。

「最初の脳卒中の後、私の医師は回復について話しました。私が直面するかもしれない制限と、私たちがマインドフルネス・サークルでいつも話している神経可塑性についてです。しかし、私は回復に興味があるのではないことに気づきました。私が興味があるのは、発見なのです。失った能力を取り戻すことはできないかもしれませんが、脳卒中とその後遺症という経験が、人生で私自身について何を示してくれるのかに興味があるのです。これが今の私の道です。好奇心はレジリエンスを高めるもので、とても役に立ちます。好奇心には、失ったものをいつかすべて取り戻せるという希望は必要ありません。必要なのは、私が信頼して、オープンであり続け、また知らないことを喜んで続けることだけです」

フランクは長い間、死の専門家とみなされてきましたが、自身の病気が大きな発見の機会を与えてくれました。彼は、多くのことを学んでいると明言しています。新しい現実を受け入れた彼は、自分が回復しないかもしれないと理解しており、そのことにあまり関心がないのです。しかし、彼は自分が発見できるかもしれないことに対する驚愕感で一杯です。そして、その発見を分かち合える瞬間に感謝するのです。なぜなら、それが彼が世界に貢献する方法だからです。

フランクは、自分の苦悩の経験が、苦しんでいる人たちの本当の気持ちを理解するのに役立ったと、感動的な謙虚さで語っています。

「病気という『ギフト』は、人間とは何かという深みに私たちを激しく投げ込みます。病気は私たちに、パラドックスに対処することを強いるのです。私たちは喜びと悲しみを感じることができ、脆さと強さを具体的に表現することができます。病気は、私たちに与えられたすべてのものに感謝することを思い出させてくれるものなのです」

フランクは、自分が経験しているすべてから離れることで、病気の苦しみを何とか乗り越えることができました。彼は、マインドフルネス、あるいは彼が「愛ある気づき」と呼ぶものを五〇年実践してきたおかげで、ひどい痛みのなかでも平静を保つことができたと信じています。

彼は、思いやりを持つことを学んでいる最中であることを話してくれました。そのひとつは、夜、暗いベッドに横たわり、孤独や恐怖、痛みを感じながら、同じように苦しんでいる世界中のすべての人々に思いをはせることです。憂鬱に聞こえるかもしれませんが、そうすることで思いやりが生まれ、彼と他の人たちがつながっていくのです。彼は苦しみの中で孤独でなくなり、他の人とつながったと感じます。愛とは単なる感情ではなく、支えなのです。思いやりを経験することは、私たちが愛するすべての人、そして私たちを愛するすべての人とのつながりを思い起こさせてくれるのです。

蝶

アナの追悼式では、参列者一〇〇人に生きた蝶が入った小さな箱が配られました。アナは蝶が大好きだったので、彼女と彼女の人生の完璧な象徴に思えました。礼拝の終わりに、私たちはみんなで外に出て、蝶を放しました。一〇〇匹の蝶が大空に舞い上がる姿は、なんと美しい光景だったか。

しかし、私たちはすぐに九九匹の蝶しか飛んでいないことに気づきました。アナの夫のジョンの指に一匹だけ残っていたのです。何人かは驚き、畏敬と驚嘆の念を抱きながら見ていました。しばらくして、その蝶も飛び去りました。

その蝶をどう説明したらよいのでしょうか？　または説明する必要があるのでしょうか？　おそらく私たちは、合理的に理解しようとする試みを手放し、神秘を神秘のままにしておくことができるでしょう。私たちは、この世界を支配しようとする努力と、私たちがコントロールできない結果を手放すことのバランスをとるよう挑まれているのです。私たちは、死すべき運命を受け入れることで、生命の神秘を理解するのです。

イサ、アナ、そしてシズコと一緒にいると、神秘に身を委ね、自分に優しくすることを教えてくれます。ありのままでいて、自分の力ではどうにもならないことを潔く受け入れる。苦しんでいるときでも、ただ生きているだけで十分なのだと感じることができるのです。

エクササイズ

自分が歳をとり、体が弱くなり、機能が低下し、おそらく美しくもなくなることを想像してください。そのような変化に対する不安や恐れを感じてみてください。シズコの言葉を思い出してください。「私たちは身体だけではないのよ」

第8講

今日が人生最後の日だとしたら

スティーブ・ジョブズの言葉

「自分はいつか死ぬということを思い出すことは、失うものがあると考える罠を回避するための私が知っている最良の方法です。あなたはすでに裸なのです。自分の心に従わない理由はありません」

アップル社CEOのスティーブ・ジョブズのこの言葉は、演説を聞いていたスタンフォード大学の学生たちに衝撃を与えたかもしれません。ジョブズが「心に従いなさい」とアドバイスしたのは、フットボールスタジアムで行われた二〇〇五年の卒業式でのことでした。膵臓がんが見つかり、余命二ヵ月と宣告された彼の話の中にあったメッセージでした。しかし、すぐに彼のがんはまれなもので、治療が効くことがわかりました。彼は生き続け学びました。

「自分がもうすぐ死ぬということを思い出すことは、人生で大きな選択をするのに役立つもっとも重要なツールです。ほとんどすべてのもの……外部からの期待、プライド、当惑や失敗の恐れ……は死に直面すると消え去り、本当に重要なものだけが残ります」

ジョブズは本当に重要なものがはっきりしたとき、死を意識することの力を知りました。そして彼は、私たちは制限し定義している心配ごとや怖いことに支配されるべきではないことを知りました。

ジョブズは、この話の前に二つの話をしました。一つ目は、大学でやりたいことが見つからず、中退した話です。しかし、中退することで、新しい刺激的なもので満たされるスペースが生まれました。彼の情熱が現れたのです。

二つ目の話は、愛と喪失の話です。自分が設立した会社であるアップルから解雇された彼は、すべてを知らなければならないという重苦しさから、ビギナーズマインドという軽さへと逃れました。そして、人生でもっともクリエイティブな時期に突入します。またもや、彼は失敗の中に勝利を見出したのです。

この二つの物語もまた、喪失の力、つまり人生における小さな死についてでした。この二つの物語は、喪失と死によって、人生でもっとも貴重なものを学ぶことができるということを教えてくれる素晴らしいものです。ジョブズの人生についての物語は、自分の心に従うということが、積極的に何かを目指すことかもしれないし、または、手放し、人生がもたらすものに身を委ねることかもしれないことを示しているのです。

エクササイズ

「自分の心に従いなさい」。どのような考えや感情が浮かんできますか？

勇気

ジョブズはスタンフォード大学の卒業生に心のままに行動するよう勧めたとき、勇気という言葉を使いました。

「勇気を持って、自分の心と直感に従いなさい。それらは、あなたが本当になりたいものを、どういう訳かすでに知っています。それ以外のことは二の次なのです」

私たちは、自分には勇気があるとは思っていないかもしれません。若かった頃、私は、マーティン・ルーサー・キング・ジュニアのようなヒーローに勇気を見出しました。一九六七年四月四日、キング牧師は、ベトナム戦争に反対する発言をした重要な演説を行いました。キング牧師の演説によって、当時高校生だった私は、何かが間違っていると思ったときには声をあげるよう勇気づけられました。

彼は言いました。

「私は自分自身の沈黙の裏切りを破り、私の燃え上がる心から話すように動いた」

彼は、恐怖、無関心、不確実性が、内なる真実の要求に従うこと、特に戦時中に政府の政策に反対することを阻んでいたことを認めました。しかし、彼はもう黙っていることはできなかったのです。

「すでに夜の沈黙を破り始めている私たちの何人かは、話すという使命はしばしば苦悩の使命であることに気づいていました。しかし私たちは話さなければなりません。私たちは自分の限られた視野にふさわしい謙虚さをもって話さなければなりません」

キング牧師は、暗殺される前夜、死が迫っていることを察知していたようで、勇気をもって死と向き合いました。

「さて、これからどうなることかわかりません。これから先、困難な日々が待っています。でも、今の私にはそんなことはどうでもいいのです。だって、私は山頂に行ってきたのですから。そして、気にしません。皆さんのように、私だって長生きはしたいです。長生きには長生きの良さがあります。でも、今はそんなことはどうでもいいのです。ただ、神の意思を貫きたいだけなのです。そして、神は山に登ることを許されました。そこで見渡してみました。そして約束の地を見ました。私はあなたたちとは一緒に行けないかもしれません。でも今夜あなたたちに、神の民としての私たち人類は約束の地に到着するということを知って欲しいです。だから今夜は幸せです。私は何も心配はしていません。私はどんな人間も恐れません。私の目は主の来臨の栄光を見たのです」

ベトナム戦争のように、今日の世界的なパンデミック、環境破壊、人種暴力や性的暴力、ウクライナやガザでの戦争は、私たちを傷つきやすい場所へと導き、私たちが相互のつながりに気づき、他の世界観や生きている現実に対して自分の心を開くことになるかもしれません。私たちの世界が崩壊していくのを目の当たりにしたとき、私たちは思いやりに目覚め、沈黙という裏切りを打ち破り、燃え盛る心から語り出すように動かされるかもしれません。しかし、これらは危険な行為です。キング牧師は、勇気ある講演の一年後に暗殺されました。私たちもまた、いのちを危険にさらしているのかもしれません。

勇気というと、ヒーローだけが持つもののように聞こえるかもしれません。しかし、私たちは皆、毎日さまざまな形で勇気を示しています。また、もっと勇気を示すことができる方法もあるのです。

私は学生たちに尋ねます。

「政府に対して、組織に対して、学校に対して、家族に対して、友人に対して、敵対者に対して、何を言う必要があるのでしょうか。自分の信念やモラルを、拒絶されたり嘲笑されたりする危険を冒して、どのように語ることが求められているのでしょうか。弱者、声なき者、わが国の犠牲者、そしてわが国が『敵』と呼ぶ者のために立ち上がり、あなたはどのように声を上げることが求められているのでしょうか」

戦争反対を訴えることで、キング牧師は思いやりの輪、自分が大切だと思っていた人々の輪を広げて、私たちを自分自身から、そして互いから分断する孤立した歴史という妄想を打ち砕いたのです。私たちの民族の歴史は孤立して存在するのではなく、複数の民族の歴史とのダイナミックな関係の中で生まれていることに目を向けるとき、私たちは深い連帯意識の基盤を見出すことができるかもしれません。私たち全員が生命を脅かす危険に直面していることに目を向けるとき、私たちは構築された国境を越え、優しさを持って一つの民族として団結することができるかもしれないのです。

courage（勇気）の語源はラテン語で「心」です。そのもっとも古い形態のひとつにおいて、「勇気」という言葉は、自分の心の中にあるものを語ることによって、自分の考えを伝えることを意味しました。勇気とは、英雄的な行動や勇敢な行為だけではありません。勇気とは、勇ましい行動だけではありません。自分が何者であるか、そして良いことも悪いことも含めた自分の経験について、正直に、率直に話すために必要な内なる強さと決意でもあります。心から話し、行動することが勇気なのです。

私たちは日々、恐怖心を克服し、自分の真実——何が正しくて何が間違っているかという信念——を語るという難題に直面しています。しかし、私たちは他人の意見に流されたり、他人の考えを取り入れたりして、自分の真実ではなく、他人の真実を語ってしまうのです。調和を重んじ、いじめの危険性がある社会では、自分の意見が支持されていない時には、それを口にすることが難しくなります。私たちは何かに同意できないとき、それが会議や友人や家族との議論であっても、自分の気持ちを伝えないことが多いのです。

私たちの多くは自分の考えや感情は重要でないと信じるよう社会に適応させられてきました。自分の考えは共有するほど良いものではない、自分の意見や質問が他人には馬鹿らしく聞こえるかもしれない、そしてそんなことを聞いたら恥ずかしい、などと考えるようになるのです。あるいは、自分の本当の考えを表現することで、他人の感情を傷つけることに非常に敏感になっているのかもしれません。

大人になり、私は以前よりも自分の気持ちを相手に伝えるようになりました。たとえ相手が私の言うことを理解せず、評価しないかもしれないと思った時でさえもです。その際、相手の気持ちを思いやり、気遣うようにすることを心がけています。そして、自分の話や意見を伝えることで、驚かれたり、感謝されたりすることがとても多いのです。自分の体験談が、多くの人の人生に影響を与えていることを実感しています。真のコミュニケーションは、思いやりをもって行えば、人と人との距離を離すどころか、むしろ近づけることができるのです。

私たちは皆、勇気を出して、自分の心の中にあるものを他の人に伝えたいと願っています。多くの人が、私たちの言いたいこと、経験したこと、あるいは私たち独自の世界の見方を聞くことを必要としているのです。真実を語るには勇気が必要ですが、勇気の根源は私たちの心の中にあるのです。私たちの中には、心とのつながりを失ってしまった人もいますが、時折その声を聞くことができ、それを信じて従うことが必要なのです。

死を意識することで、私たちは心から話す勇気を持つことができるのです。一七〇〇年代に書かれた武士道のマニュアル『葉隠』では、本物のコミュニケーションとは、他者の成長を高めることができる思いやりの行為であると説明されています。

「人に意見を述べ、その欠点を正すことは、大切なことである。それは思いやりがあり、奉公の際には第一に優先される」

私たちは、マインドフルになって、自分が誰なのか、なぜここにいるのか、何が一番大切なのかを心に刻み、心の呼びかけに耳を傾けます。そして、自分の真実を語るのです。今日から実践し、辛抱強く旅を続け、自分自身の成長を見守れば、それは私たちの存在に溶け込み、人生に意味を与えてくれることでしょう。もし誰かを愛しているなら、私たちはその人に愛していることを伝えることができます。私たちはそのことを後悔しないでしょう。

ホロコーストの生存者であるエリ・ヴィーゼルは、ノーベル賞受賞の際にこのような言葉を残しています。

「私たちは、すべての瞬間が恵みの瞬間であり、すべての時間が捧げものであることを知っています。それらを共有しないことは、それらを裏切ることを意味します。私たちのいのちはもはや私たちだけのものではなく、私たちを切実に必要としているすべての人々のものなのです。だからこそ私は、人間が苦しみや屈辱に耐えているとき、いつでも、どこでも、決して沈黙することはないと誓ったのです。私たちは常にどちらかの側に立たなければなりません。中立性は抑圧者を助けるものであって、決して被害者を助けることはありません。沈黙は虐げる者を励ましますが、虐げられる者を決して励ましません」

エクササイズ

この質問について考えてください。あなたは何を言う必要がありますか。

例えば、あなたの国の政府に

あなたの学校に

職場の人に

友達に

家族に

何かを信じること

スタンフォード大学での卒業式で、ジョブズは「信じること」について語りました。彼は五〇代で、数年後にいのちを落とすことになる膵臓がんに直面し、それを克服しつつありました。彼の言葉には、知恵、成熟感、受容、思いやりがあります。彼は自分の人生を振り返りながら、何かを信じることは心に従う勇気を与えてくれるという真実、自分の人生におけるさまざまな出来事——点——がどのようにつながっているのかを見られるようになりました。これは、若い頃にはわからなかったということです。

点には、成功、成果、獲得、賞など、私たちが良いと思うものが含まれています。一方で、失敗、間違い、敗北、損失、病気など、私たちが悪いと思うものも含まれています。ジョブズには、それらひとつひとつがすべてつながっているのが見えました。そして、その混沌の中に秩序があることも、振り返ってみてわかったというのです。

「点と点がつながるという信念が、心のままに行動する自信を与えてくれる」

ジョブズは、私たちは心の中で何をすべきかを知っていると信じています。しかし、私たちはそれを実行することを恐れていることが多いのです。私たちの心が私たちにやれと命じたことが、世間的に安全で安心な道からはずれた道であれば、行動を起こすことが一層難しくなります。

慎重さや臆病さを求める社会的な制約にとらわれず、大胆に生きるためには、何かを信じなければなりません。ジョブズは、本能、直感、運命、カルマなど、いくつかの例をあげながら、それは何でもいいと言っています。私たちも、信じるべきものを見つけることが大切なのです。

スティーブ・ジョブズが語る「本物の自分」「運命の発見」「心に従うこと」は、若い人たちにとって刺激的で魅力的なものです。しかし、私の学生たちの中には、疑問を持つ者もいます。彼らは、個人を超えた自己について言及されていないと感じているのです。彼らは西洋の自己は特に孤立し、分離しており、個人主義を主張する歴史に根ざしていると考えているのです。

私たち一人ひとりが個人であると同時に、自分より大きなものの一部なのです。私たちの目的は、内なる声を尊重し、心に従って、個人として、またより広い集団の一員として、自分のニーズを満たすことです。私たちは、より大きな全体の一部であり、この複雑さの中に自分自身を見ることができるのです。情熱や理想の仕事、本当の自分を見つけることは、人生のパートナーを見つけるのと同じくらい難しいことかもしれません。

心に従う道は、生き残ることにつながるかもしれないし、犠牲になることにつながるかもしれません。目的意識や使命感を持って心の赴くままに行動する人もいます。成功するかもしれないし、挫折するかもしれません。本当に自分の心、理想、夢に従ったらどうなるかという恐怖に潰されそうになっている人もいます。私たちの多くは、自分の心の声に耳を傾けないでしょう。あるいは、耳を傾けても、その道は険しすぎると判断し、より安全な別の道を選ぶかもしれません。

しかし、死を身近に感じる人々は、「自分の人生における最大の後悔は、自分の心に従わず、安全、安心、地位を選んだこと」であると私たちに語ります。エリザベス・キューブラー＝ロスは、死の間際に、あの世に行くとき、自分がどれだけ愛を与え、受け取ったかを問われると信じています。これを彼女は「地獄を通過中」と呼び、自分が逃したすべての機会に気づくのだといいます。

私たちは、自分の心に従う代わりに、幸福を求めてきたのかもしれません。しかし、心理学者たちは、単に幸福を得ることだけに焦点を当てた人生ではなく、意味ある人生を送ることとの重要性をますます強調するようになっています。幸せとは自己中心的なもので、受け取ること、欲求を満たすこと、欲しいものを手に入れること、良い気分になることに重点が置かれています。意味ある人生という意味づけは、個人のアイデンティティを確立し、自己を表現し、自分の過去、現在、未来の経験を意識的に統合することにより関連しています。

祖母の選択

意味づけを見つける方法は文化に影響されます。私の母は祖母が日本で一人暮らしをすることができなくなったので、晩年を過ごしてもらうためにアメリカに呼び寄せました。祖母は九九歳でしたので、もっとも愛する人たちの間で死にたいだろうと私たちは考えていました。残り少ない時間を、一人っ子の娘や孫、曽孫に囲まれて、楽しく安らかに過ごすことができると思ったのです。

しかし、この年齢では人生の重大な変化となるため、まずは体験期間として、本人が最善だと判断すれば日本に帰ってもよいと伝えました。一人では生活できないので、帰れば老人ホームに入らなければなりません。

祖母は、私の母、姉夫婦とその子供たちと忘れられない三ヵ月間を過ごしました。決断の時期が近づくと、日本語を話せない姉から祖母の希望を聞くために電話がかかってきました。

私　「おばあちゃんはどうしたいの？」
祖母　「日本に帰ったほうがいいと思う」
私　「彼女は帰るべきだと思ってる」
姉　「私はおばあちゃんが何をしたいのか知りたいの、彼女が何をするべきかではないわ」
私　「お姉ちゃんは、おばあちゃんがどうしたいのか知りたいんだよ」
祖母　「えーと、お母さん（祖母にとっては娘）は私に帰ってほしいと思っていると思う」
姉　「それはそうかもしれないけど、お母さんの希望じゃなくて、おばあちゃんがどうしたいのか知りたいのよ」
私　「おばあちゃん、お母さんが望んでいると思うことは気にしないで。おばあちゃんはどうしたいの？」
祖母　「お姉ちゃんのご主人は、私がここにいると落ち着かないんじゃない？」
姉　「トムは私たちが決めたことなら何でもいいのよ。彼女はどうしたいの？」
私　「お姉さんのご主人は、おばあちゃんがここにいてもいいと言っているよ。お姉さんはおばあちゃんがどうしたいのか知りたがってるんだ」
祖母　「私が帰ったほうが皆のためになるかもしれない」
姉　「そんなことは聞いていないの。おばあちゃんがどうしたいのか知りたいの。もしこ

私　「こにいたいなら、私が面倒を見るからと言ってあげて」

「お姉ちゃんは、もしおばあちゃんがここにいたいなら、面倒を見るって言ってるよ」

祖母「ありがたいけど、帰ったほうがいいわ」

私　「彼女は帰ったほうがいいと考えている」

姉　「私はただ、おばあちゃんがどうしたいのか知りたいだけなの」

私　「そうなんだろうけど、たぶんおばあちゃんはお姉ちゃんが望むような方法では質問に答えられないだけなんだよ」

姉　「わかった、わかったわ」

祖母は一ヵ月後に日本に帰国し、文句も言わずに老人ホームに入居しました。その後一一一歳で亡くなるまで、一二年間そこで暮らしました。アメリカにいたほうが幸せだったのではないか、晩年はさぞかし寂しかったことだろうと思うと悲しくなります。これは彼女が決めたことなんだと私自身を慰めるために自分に言い聞かせます。しかし、それは、女性のしたいことが重要でなかった時代と場所に育ち、網の目のような人間関係の中で自分を見ていた女性の選択でした。「あなたはどうしたいの?」という問いかけに、彼女は自分の願望を単に自分だけの、また個人主義的な欲求として見ることができなかったのです。

祖母は、大切な人たちにとってベストなものを欲していました。日本の文化では、人間は互いに深く結びついています。自分という漢字は、自己がより大きなものの一部であることを示しています。人という字も、私たちがいかに他者とつながっているかを示しています。祖母はいつも、私という人間は他者、特に両親や他の先祖とつながっているのだと私に教えてくれました。このネットワークには、家族、友人、そして地域社会が含まれます。

今日、人々は武士道を古臭いと言って相手にしません。たしかに多くの点でその通りです。しかし武士道には、今をよく生きるために役立つ高貴な美徳があるのです。武士の道徳律である「忠義」では、一族の利益に対する忠誠が愛情と結びついており、愛する者のためには死も厭わないというものでした。それは、自分の痛み、喜び、存在を最大の関心事とみなし、自己利益を第一とする個人主義とは対極にあるものです。

その表現は文化によって異なりますが、自分を超えた大義を求めることは、人間の本質的な欲求です。その大義とは、家族、国、宗教といった大きなものであるかもしれないし、プロジェクト、庭、ペットといった小さなものであるかもしれません。私たちは、その大義に価値を見出し、そのために犠牲を払う価値があると考えることで、自分の人生に意味づけを与えているのです。

また、忠誠心は、特に病気や老化で自分の存在に意味づけを見出せずにいる人たちにとって、人生の質を高めるものです。それは私たちを幸せにしないかもしれないし、苦痛を伴うかもしれませんが、個々の自分よりも大きなものに自分を捧げたいという欲求を満たし、人生を耐えうるものにしてくれます。儚くて気まぐれな飽くなき欲望だけが人生の道案内では、私たちは途方に暮れてしまうのです。

祖母は、家族みんなのために、自分の欲望と彼女が感じていたかもしれないものを犠牲にすることを決意し、奉仕と忠誠という美徳を表現したのでした。自分が残ったら家族全員に押し付けることになるだろう苦労を考えて、家族の愛情のある温かな場所を出て、日本のグループホームに移ることが最善の道だと判断したのです。彼女は、自分の犠牲と死は、自分自身をより大きなもの、この場合は家族の一部とみなすときに、意味があると考えたのです。

祖母は、個人の欲望が満たされるという意味では幸せではなかったかもしれませんが、自分を愛しながらも、大きな犠牲を払ってしか世話ができない人々の幸せに貢献することで、自分の人生に意義があると感じていたのかもしれません。

ダライ・ラマのようなスピリチュアルリーダーは、他者と思いやりを持ってつながることの利点は、受け取る側と与える側の両方にもたらされることを私たちに気づかせてくれます。「もしあなたが他人の幸せを願うなら、思いやりを実践しなさい。自分が幸せになりたいなら、思いやりを実践しなさい」。旧約聖書の中にも同じようなメッセージがあります。

「慈しみある者はおのれ自身に益を得、残忍な者はおのれの身をそこなう」『箴言』一一章一七節。

宗教の教えに心を動かされない人のために、幸福と優しさが深く結びついていることを示す科学的な証拠もあります。研究者たちは、幸福と健康が密接に関係していることを以前から知っていました。幸せな人はうつ病やストレスが少なく、免疫力が高く、心拍数が低く、長生きする割合が高まります。また、優しさに基づいた幸せは、私たちの健康にもっとも有益であることもわかっています。

快楽や自己満足から得られる幸福は、短期的には自分自身の生存のために行動を起こす動機となり、ヘドニック（快楽主義的）な幸福をもたらします。より多くの社会的相互作用や複雑な文化的適応を促す目的意識や奉仕から得られる幸福は、ユーダイモニア（幸福論的）な幸福をもたらします。ユーダイモニアな幸福は、ヘドニックな幸福よりも大きいということが、研究によって明らかになりつつあります。

目的意識つまり意味づけの中に幸せを見出すことは、目的が壮大である必要はありません。共感や思いやりをもって他者とつながる努力をするだけで、幸せな気持ちになります。抽象的な目標ではなく、具体的な目標に関連する行為であれば、幸福感はより高まるのです。スピリチュアルな教えやマインドフルネスからの教訓は、大きな目標や願望の達成ではなく、小さなこと、日々の小さな親切の機会が私たちに幸せをもたらすことも教えています。

愛する人は、利己的な理由で愛を与えることはせず、自分に返ってくる愛を受け取ります。与えることで、受け手もまた与える人になり、両者が作り上げたものの喜びを分かち合うことができるのです。このことは、教師が学生から学んだり、演奏家が観客から元気をもらったりすることからわかります。

「どうしたい?」と尋ねると、祖母の無言の答えは、愛する人のために、みんなに見守られて死ぬという理想を捨てて、一人で死ぬというものでした。犬が一人で死んでいくように、祖母も人に負担をかけないために、このような死に方を選択したのです。祖母にとっては、能力の限り自分の義務を果たすというのが生きがいだったのです。

Courageは漢字では男性の象徴である「勇気」を使って表します。しかし、祖母はもう一つの勇気を示しています。一人娘と孫娘たち、そして女の曽孫に囲まれて晩年を過ごすことを勧められたとき、彼女はそれを断りました。彼女は自分の心のままに、優しさ、寛容さ、思いやりに幸せを見出していたのです。

祖母の思いやりは家族に対するものですが、それはさらに自分の家族以外の人たちにも及ぶかもしれません。今日の授業で取り上げる『モリー先生との火曜日』では、モリーは、死に瀕するとき、思いやりの気持ちが高まり、自分の知らない人たちにまで気を配るようになったと説明しています。彼は、病気とともに学んでいく過程を人生のもっとも素晴らしいレッスンだと見ています。つまり、人生でもっとも大切なことは、いかにして愛を与え、いかにして愛を受け入れるかを学ぶことなのです。

モリーは次のように語ります。

「自分が苦しんでいる今、苦しんでいる人たちを以前にましてより身近に感じるようになりました。先日の夜、私はテレビで、ボスニアの人々が道路を走って横断している最中に、銃撃され、殺され、そして罪のない犠牲になっていく様子を見ました。そして私は泣いてしまいました。彼らの苦悩を自分のことのように感じています。私はこの人たちの誰も知りません。でも、どう言えばいいのでしょうか。私は彼らに引きつけられたも同然の状態にいます。今、私はいつも泣いてばかりいるのです」

モリーが有意義な人生を送ることについて語るとき、彼はそれを他人や自分のコミュニティを愛すること、そして自分に目的と意味づけを与えてくれるものを創り出すことに自分を捧げることだと捉えています。死期が迫っているにもかかわらず、彼はまだ他人の問題を知りたがっています。自分には十分な痛みや苦しみがあるのだから、彼のこの行動をおかしいと思う人もいるかもしれません。しかし、彼はこう説明します。

「他の人に与えることこそ、私に生きている実感を与えてくれることなのです。

自分の時間を捧げたとき、悲しい思いをしていた人を笑顔にできたとき、今までとほぼ同じくらいに自分は健康なのだという気持ちになるのです。心のこもったことをしなさい。そうすれば、不満も妬みも、他人のものに憧れることもなくなります。逆に、返ってくるものに圧倒されますよ」

授業では、自分の心に従うさまざまな方法について考えるために、そしてスティーブ・ジョブズと私の祖母の言動から明らかになった個人と文化の違いについて考えるために作文の時間をとっています。

エクササイズ

「与えることは生きること」という言葉について考えてください。

死ぬことだけにしか値しないのですか？

年齢を重ねるにつれ、多くの人は自分の心に従うことに懐疑的になっていきます。死の恐怖が希望や願望を持ち続けることを難しくさせるのです。私は若い頃、ある本を読んで、死に対する考え方が変わりました。その本とは一九七四年にピューリッツァー賞を受賞したアーネスト・ベッカーの『死の否定』です。現代社会がいかに死の現実を否定しようとし、人間は自分が死ぬ運命にあることや脆い存在であるかを意識することを避け、自分は不死身であるという感覚に逃げ込もうとしているのかを示してくれました。この一節には特に落胆させられます。

「人は何年もかけて才能、二つとない天の賜物である才を開発し、世界に対する識別力を完成し、欲望を広く鋭利なものにし、人生の失望に耐えることを学び、成熟した熟練者になり、そしてついに、自然の中でユニークな生物となり、尊厳と気品を備え、動物の状態を超越するのです。そしてもはや欲望に駆り立てられることもなくなり、完璧な反射神経もなくなり、どの型にもはまらなくなってしまうのです。すると次に本当の悲劇がやってきます。つまりそのような人になるには、六〇年の信じられないような苦しみと努力が必要であるという悲劇、さらにはその人は死ぬことだけにしか値しない人だ、という悲劇です」

六〇歳目前だった私にとっては、このメッセージはとてもさびしいものに感じられました。彼の落胆したメッセージは、平和と誠実さを見出すのは難しいことだと感じていた私の幻滅感とよく合っていました。

しかし、この本と著者について詳しく調べてみると、ベッカーはこの本を四九歳の若さでこの世を去る前に、がんで瀕死の状態で書いたことがわかったのです。私は唖然としました。ベッカーが書いたものは、自分が体験したことではなかったのです。そして、彼の暗い人生予想に疑問を抱くようになりました。

私は六〇歳を過ぎて、毎朝起きると、自分がまだここにいることに気づき、自分は死ぬことだけにしか値しないのだろうかと考えるようになりました。祖母は、死ぬことだけにしか値しないようではダメで最後の最後まで目的を見出さないといけないと、私に手本を見せてくれたのでした。また、『アナム・カーラ』の著者で、六〇歳まで生きられなかったジョン・オドノヒューからも考えを知ることができます。

「私たちは、まだ時間があるという素晴らしい特権をもっています。私たちの人生は一度しかないのです。それを恐れや偽りの障壁によって制限してしまうのは残念なことです」

まだ時間はある、そう自分に言い聞かせます。恐怖や偽りの障壁にとらわれず、自分の心に従ったらどうなるのか。私はそれらを手放すことができるだろうか？　もし手放せなければ、恐怖が残っているにもかかわらず、行動することができるだろうか。被害者意識の足かせや、偽りの重荷から逃れられるだろうか？　意味のないことにどれだけ真剣だったかを笑うことができるだろうか？　年老いた愚か者を許せるだろうか？

私はベッカーが言ったような成長を経験し、まだ生きているのですから、今ある自分を作ってきた責任に直面することになります。そして、今ある自分は落胆させるような現実であると同時に素晴らしい挑戦でもあります。内なる孤独に戻り、自分の純真な本質を再発見することで、穏やかな可能性と発見の世界を手に入れることができるのです。

自分の時間が限られていること、そう遠くない日にこの世から離れることを求められると知りながら、大胆に行動して生きることに新しいリズムを感じています。そして、それが私が得られるすべての時間であり、私にできることのすべてなのです。私は、人生の目的はできるだけ長く生きることではなく、できるだけよく生きることだと自分に言い聞かせています。私は、生に感謝し、死を密かに願望しながら、この世に生きているのです。

この最後の言葉を聞いて、不安になる人がいます。生を大切にし、死を快く迎えるということが本当に可能なのかと疑わしく思うのです。私は、避けられない死に対して、親しみを持つことができると信じています。死ぬことを覚悟して、精一杯生きればいいのです。

エクササイズ
「自分の人生でまだ何ができるのか？」と自問自答してください。

進めません、進みます

心のままに行動する勇気を見つけるのは、若くしていのちが絶たれることを知るときには特に難しいものです。二〇一五年に三七歳で肺がんのため亡くなったスタンフォード病院の医師、ポール・カラニシは、自分が死ぬことを人々に知らせることを選び、それを語り、撮影し、執筆しました。彼が晩年をどのように生きたかという物語は、愛することと死ぬことについて、私たちに多くのことを教えてくれています。授業では、彼の著書『いま、希望を語ろう――末期がんの若き医師が家族と見つけた「生きる意味」』を読みました。

カラニシ医師は、自分が死ぬとわかっていながら、子供を持つことを選びました。彼が生まれたばかりの赤ちゃんを抱く映像は、嬉しさと悲しさ、喜びと哀しみが同居しています。

インタビュアーは彼に、自分の病気と死の宣告が、生と死を理解する機会を与えてくれるギフトだと感じているかどうかと尋ねます。しかし、カラニシ医師は、インタビュアーが望むような安易な答えを返しません。

彼は、自分の早世をギフトとして経験する気持ちを説明するのに苦労し、躊躇しています。現実はもっとはるかに複雑なのです。娘の成長を見届けられないという、辛い現実があるのです。その辛い現実を否定し、娘がまだ一歳のときに三七歳でいのちを失うことになるがんを、単なるギフトだと肯定することはできないのです。

「私は自分の全生涯の意味づけを求めることを意識しながら生きてきたので、わたしにとってがんはギフトではありません。物事の見方が変わった訳ではありませんし、価値観も同じです」

兄弟から「お前はよくやった！」と言われた時、カラニシ医師はこう言いました。

「虚しいよ。人生で本当に貢献できるのは、あと一歩のところまで来ているような気がしたんだ。だけど、現実はそうではなかった。辛い思いをしている。娘の人生の空白、つまり僕のいない状態を考えると本当に胸が張り裂けそうだ。娘の成長に寄り添えないかと思うと、胸が締め付けられる思いだ」

カラニシ医師は、彼の死を単に美しいとする幻想に私たちを逃げこませることはしません。彼が死と対峙するときの生を抱きしめる姿は美しい。しかし、それだけではないのです。そこには、捨て去ることのできない悲しみと切なさがあります。

末期症状という現実がもつ希望と絶望、楽観と悲観のバランスを彼がどのように取ったのか、カラニシ医師は、非現実的な楽観主義を避けたと言います。また悲観的になり人生の意味を粉砕してしまうことも避けました。小さな目標を掲げ、一日一日を大切に生き、死を迎えました。自分ができることとやりたいことで、ワクワクするようなこと、やりがいのありそうなことを見つけていったのです。

「そこに到達できないかもしれないということを十分に理解したうえで、長期的な計画を立てています。短期的には、より良いシナリオのための計画を立てます。元気にしてくれてワクワクするようなちょっとした量の活動を見つけること。私の場合、小説を読んだり、詩を書いたり、文章を書いたり、科学をしたり、教えたり。手術もするかもしれません」

彼はできる限りのことをし、コントロールできない結果は手放します。「ダメなものは、ダメなのですから」

彼はどのように自分の時間に向き合うのでしょうか。頭は「あきらめろ」と言い、心は「死ぬまで生きろ」と言うのです。

「私たちは皆、時間は短く限られているというこの現実に対応しなくてはいけない。しかし、対応できなくなるまでは、そんなことをするのは避けなくては」

残された時間をどうするか？　それは時間の長さによります。あと数年？　数ヵ月？　数日？

カラニシ医師は、こう認めています。

「目を開けても、何もする価値がないと感じる日もあります。それでも、目を覚まし、あれこれ思いをめぐらせ、その日何をすべきかの考えを出すのです」

ふだんは避けているけれど、末期の病気に直面すると残酷なまでに突きつけられるのはまさに「生きていること」の人間的ジレンマです。私たちは死の重さを感じ、有意義な生き方を模索します。しかし、頭上に剣を突きつけられているときに、どうやったら意味のある人生を送れるのでしょうか。それはおそらく、別の見方をすることで、つまり完全に生きることに意味づけを見出すことによってではないでしょうか。

人によっては、自分が長生きできず世話をすることができないことを承知で子供をもったカラニシ医師の決断に反対する人もいるかもしれません。彼はわがままだったのでしょうか？　彼の決断は、他の人が娘の世話をしてくれるだろうという信頼と、責任を持って彼女の世話ができるくらいの精神的、経済的資源があるという信頼に基づいていた部分もあるのです。

カラニシ医師は、人生でもっとも辛い決断となることを承知のうえで、子供を持つことを選択しました。時間が限られている中で、我が子を強烈に愛さなければならなかったでしょう。多くの人は、このような状況で子供を持ちたいとは思わないかもしれません。心をさいなむような必然的な別離を避けたいのです。その子の人生のほとんどを見逃してしまうと痛切に自覚することに耐えられないだろうと考えるからです。

カラニシ医師は、このことに向き合うことを選びました。彼は、愛することと手放すこと、愛着することと切り離すことのできる力を持っていると信じていました。彼は、人生の痛みと至福を完全に経験するという、驚くべきバランスの中で生きることを選んだのです。彼は、ほろ苦い結末を持つ人生に従いました。彼は、自分が愛すること、この世で自分が求められていることを行ったのです。さらに言えば、彼は明らかに死につつあったのに、子供を持つことで人生を肯定していたのです。最後に彼は「自分はよく生きたと思う」と言うことができました。

私は、暗闇に迷い込んだとき、彼の次の言葉に励まされ、勇気づけられます。進めません——進みます。

エクササイズ

自分に繰り返し言ってみてください。「進めません、進みます」。

死ぬことを学ぶことで生きることを学ぶ

「与えることは生きることだ」　モリー・シュワルツ

学生たちは今日の授業のために、ALSで七八歳で死期を迎えた大学教授の人生の最後の日々を綴った『モリー先生との火曜日』を読んで準備してきました。彼は自分の死期を「最後の授業」にしようと決心し、その話が雑誌に掲載され、さらにテレビに出ます。元教え子のジャーナリスト、ミッチ・アルボムがテレビで彼を見かけ、彼を訪問することが本の素材になっています。

モリーは自分に痛烈な問いを投げかけました。「私は枯れて消えてしまうのか、それとも残された時間のもっとも良い部分を残すか」。彼は、病気でいろいろなことが起こっているにもかかわらず、彼の声はまだ強く、心は生き生きとしていることに気づき、「死ぬこと」は「役に立たないこと」と同義ではないことを示したいと思いました。そして、生前に行う葬儀は、生きているうちに大切な人と話をする機会だと考え、旧友や家族を招いて集まってもらい「生前葬」を行うことにします。

私がこの本を選んだのは、モリーに共感したからです。私も六〇代の頃は、いつまでも若いと思っていました。歳をとること、死ぬことなど考えたこともありませんでした。もちろん、いつかは死ぬとは思っていましたが、多くの人と同じように、そしてモリーもそうでしたが、私は夢遊病のように歩き回り、世界を十分に体験することなく、半ば眠ったように、自動的に、自分がやらなければならないと思ったことを心を込めずに機械的にやっていたのです。

モリーは死の宣告を受けたとき、すべてが変わりました。彼はもう重要でないと思われるものをすべて取り除き、本質的なものだけに集中したのです。死を目前にしたモリーは、自分の眼で死を見て、まるで神秘的だが明晰な思考が彼を訪れたかのように、勇気とユーモアと忍耐と解放感を持って人生を見つめるのです。モリーは言います。

「自分が死ぬことを悟ったとき、すべてのものがずっと違って見えるようになる。死に方を学べば、生き方も学べる」

学生たちは、小グループに分かれて本について語り合い、大きなグループに戻って感想を共有します。

マリア「印象的だったのは、『今日が人生最後の日だとわかっていたら何をしますか？』という質問に対するモリーの答えです。起きて運動する、おいしい朝食を食べる、友達に会う、自然の中を歩く、踊る、おいしい夕食を食べる、寝る、ただそれだけの普通のことをすると彼は言っているのです。私たちは、人生に幸せをもたらすのは、ドラマチックな大きなことではないのかもしれないと気づきました。小さなことこそ、人生で一番大切なのかもしれないのです」

ジャネット「私はモリーがミッチにこう言っているのが好きです。『あなたはいつでも外に出て走り回ることができるけど、私にはできない。私は病気になる恐れなしに、外に出ることも走ることもできない。でも、あの窓には感謝している。毎日、窓から外を眺めている。木々の変化、風の強さ、まるで窓から時間が実際に流れていくのが見えるような気がする。私の時間はもうすぐ終わると知っているから。まるで初めて見ているかのように、自然の姿に惹きつけられるのだよ』」

私は学生たちに尋ねます。
「今のあなたにとって、このように気が付くことは大切ですか？　何を大切にするのが正しいと思いますか？」
ミュリエル「私は、モリーが言うもっとも重要な価値観、すなわち、愛、責任、精神性、そして自覚が好きです」
ブライアン「一期一会のように、今、この瞬間、一瞬一瞬に感謝する気持ちを持つようにしています。そうすれば、人生で当たり前だと思っていることに感謝できるようになります」
ジョージ「僕は、作者のミッチにとても共感しました。彼は次から次へと何かを達成していきますが、その度に何か新しいものを獲得して次へと進んでいきます。僕も彼のように、成し遂げたものに自分を埋めてしまうのです。モリーは彼に、私たちは忙しすぎて何が本当に大切なのかわからなくて、価値観が混乱してしまっていて、間違ったものを欲しがっている、と言います。私たちは現代社会の物質主義に影響され、精神的に満たされていないと感じ、その空虚さを埋めるためのものを探しているのです。でも、欲しいものと必要なものは違うのです」

アリス「私たちは、自分の人生をコントロールしたいと望んでいると思います。でも、私たちは皆、人生の多くの部分をコントロールできないことを学んでいます。ですから私たちもかなり不幸です。モリーは死につつありますが、穏やかに見えます。私もそうなりたいです」

私は、学生たちに尋ねます。

「どうしたらそんなふうに生きられますか？　どうやって人生に意味づけを見出すのでしょうか？」

アリシア「モリーは、『人生に意味づけを見出すには、他人を愛し、周囲のコミュニティに貢献し、自分に目的と意味づけを与えてくれるものを創り出すことに専念することだ』と言っています。これは正しいことだと思います。モリーは『与えることは生きることだ』と言います。彼は死にそうなときでさえも、人に与えていたのです。そうやって生きていることを実感していたのです」

ジューン「そう、そして、私たちが誰かに提供できる最高のものは、私たちの存在であるということです。簡単なようでいて、とても難しいことです」

ケヴィン「私は小鳥と仏教の話が好きです。死に対する考え方が美しいです。死は、未来に待っている怖いものというよりは、あなたの伴侶のようなもので、いつかは呼ばれ、死ぬべき時が来ます。このように考えることができれば、死は平和なものです。そして、家に帰る、自分の道を見つけるという考え方は、慰めとなるものです」

私は学生たちにさらに尋ねます。

「正しいとわかっていることをすること、自分の心に従うということは、なぜそんなに難しいのでしょう？　モリーが作者に『肩にとまっている鳥が、いつ死ぬかわからないから自分の心に従えと言っているのを本当に聞けば、あなたは今ほど野心的でなくなるかもしれない』と言ったとき、皆さんはどう思われましたか？」

ビル「それは私には怖いものだと思います。もし私が本当に重要なことをするとしたら、成功しないでしょう。なぜなら、この世界での成功は利己的な追求を必要とするからです。私は、自分が多くの時間を費やしていること、つまり私がしているすべての仕事が、それほど重要ではないと思われることを認めるのが怖いのだと思います。愛すべき人間関係、私たちを取り巻く素晴らしい宇宙など、私が当たり前だと思っているような、もっとスピリチュアルなもののためにスペースを確保しなければならないことはすでにわかっています」

ソラヤー「その部分には本当に感動しました。私には自閉症の弟がいます。母が亡くなった後、弟の面倒を見るのは私の責任だと思うのですが、以前は本当にやりたくなかったんです。もっと大きなことをやらなければならないと思っていました。今は、責任というより、それは目的であり、自分にとって意味があることだと感じています。人生の成果があまりなくても、それはそれでいいのです」

アビー「『今日が地球での最後の日だったら?』と自分に問いかけたら、もっと自分の心に従うことができるかもしれませんね。モリーが言うように、私たちの文化では、死ぬ間際までそのようなことを考えることは奨励されません。キャリア、家族、友人、十分なお金を持つこと、物が壊れたら修理することなど、私たちは自分本位なことにとらわれ、ただ生きていくために多くのことに手を出しています。だから、自分の人生を振り返って、『これでいいのか、足りないものはないか?』と考える習慣がないのです。その方向性を探ってくれる人が必要で、それは自動的に起こることではありません。私たちの人生には教師が必要であり、このクラスのような場所が私たちを助けてくれるのです」

「地球上でもっとも幸運な人」

私は自分を地球上でもっとも幸運な人だと思っている。……不運に見舞われたかもしれないが、生きるために必要なものをたくさん持っているんだ。

ルー・ゲーリッグ（プロ野球選手）

アグネス「ＡＬＳで死期が迫っている叔母がいるのですが、彼女は自分が死ぬという現実にどう向き合っているのでしょう。モリーが自分の体の喪失を悲しんでいることを認めているところがいいです。『ときどき、朝に私は嘆くのです。自分の体中を触って、手の指を動かして、まだ動かせるものは何でも動かして、失ったものを嘆きます。自分の死がゆっくりと、陰湿に進行していることを嘆くのです。必要であれば、自分自身を泣かせます』。

でも、もう嘆くのはやめて、自分の人生にまだ残っている良いこと、つまり会いに来てくれる人たちや聞ける話に集中するのだと言います。毎朝、自分を憐れむ涙を少し流すだけで、それでおしまいだそうです。自分の体がゆっくりと溶けて無になるのを見るのは恐ろしいが、別れを告げる時間があるのは素晴らしいことだ、とモリーは言います。彼は、みんながみんな、そんなに幸運という訳ではないと言います。その姿勢が私には素晴らしいのです。ＡＬＳの名前の由来となったルー・ゲーリッグが、自らを『地球上でもっとも幸運な人』と呼んだことにも感動しました」

私は、モリーが自分のお尻を拭くことができなくなる日を恐れていたことに共感しています。しかし、その段階に達したとき、彼は自分が実際に依存することを楽しんでいることに驚きました。彼は起きていることをあきらめました。それは、他の人に世話されていて、まるで子供に戻ったような、なじみのある感覚でした。赤ん坊のときに受けた、そして一生涯求め続ける、無条件の愛と世話が戻ってきたと彼は感じたのです。まるで人生を一回りしたような気持ちがしました。

ウィル「何事にも遅すぎるということはないんだという気づきに感動しています。モリーは死ぬまで変わり続けていました。僕は時々、そのことを心配します。家族の何人かは心安らかでない気がして、死ぬ前に彼らがそのやすらぎを見つけられたらいいなと思うのです」

ジューン「モリーは、死についてだけでなく、老い一般について考えさせてくれました。先生が紹介した三〇歳になるのが怖いと言って自殺した女性のケースは、若い人たちが歳をとることをいかに恐れているかを示しています。だから、モリーが若さを強調するのは間違っていると言ったとき、それは私にとって新しい物の見方でした」

モリーは、若いということがいかに悲惨なことかを知っていると言いました。そして、苦悩し、物足りなさを感じ、人生が惨めで、自殺したいほどだと感じて、彼のところにやってくるたくさんの学生を見たのです。若い人は何が起こっているのかよくわかっていない、生きる知恵がない、人生についてほとんど理解していない、間違った価値観を教える文化に常に操られている、と言いましたが、彼の言葉は正しいのではないかと私は思いました。

モリーは、老いを単なる衰えではなく、成長としてとらえ、受け入れていました。「死ぬということはネガティブな意味以上に、死ぬことを理解し、そのおかげでより良い人生を送れるというポジティブな意味があるのです。だって、成長すれば、もっと物事がわかるようになるから。二二歳のままだったら、いつまでたっても二二歳のときのように無知なまま」

モリーは、若者が歳をとることにいつも抵抗しているとしたら、どうしたって歳はとっていくのだから不幸になると伝えたいのだと思います。いずれは死ぬのは事実なので、それを受け入れたほうがいいということです。

彼は、若くて健康な人をうらやむことはある、年寄りが若者をうらやまないということはありえないと強く認めました。しかし、うらやむ気持ちが湧いてきたとき、彼はそれを感じ、自分から切り離しました。それは妬みだと自分に言い聞かせて、それから今の自分を受け入れ、それを楽しむのです。

モリーはミッチに言いました。

「今三〇代にいるのがあなたの時間です。私にも三〇代の時期があったが、今は七八歳の時にいます。今ある自分の人生の中で、何が良くて、何が真実で、何が美しいかを見つけなければなりません。振り返っていると、競争心が芽生えてしまいます。そして、年齢は競争の問題ではありません。じつは、私の一部はどの年齢でもあるのです。私は三歳でも、五歳でも、三七歳でも、五〇歳でもあります。私はそのすべてを経験し、それがどのようなものであるかを知っています。私は、子供でいるべき時には子供であることを喜び、賢明になるべき時には、賢明な老人であることを喜びます。私は今の年齢までの、どの年齢にもいるのです。わかりますか？　私自身がもうそこにいたのに、どうしてあなたがいる場所をうらやむことができるでしょうか？」

レイチェル「私は、『正反対物の張力』という考え方に興味を持ちました。私たちは常に異なる方向に引っ張られています。愛と恐れの間の葛藤について考えるとき、私は愛を選択する勇気を持ちたいと思うのです。岸に打ち寄せるのを恐れている波の話の中で『君は波じゃないんだ、海の一部なんだ』と言われたように。その波の話のおかげで、私は視点を変え、自分が愛と恐れの両方の感情を持っていることに気づけば、愛を選ぶことができるのだとわかりました」

モリーは、「死に方を学ぶとは生き方を学ぶことになる」と繰り返します。そして彼は、自分の病気からもっとも学んでいたことは、人生でもっとも大切なことは、愛を与える方法と、愛を受け入れる方法を学ぶことだと言っています。

オードリー「私にとって一番理解しにくかったのは、『切り離し』の話です。モリーはいつも、人生を経験すること、良い感情も悪い感情もすべて経験することについて話しています。それでは、もしあなたが切り離されたら、どうやってそんなことができるのでしょう？　頭の中では理解できるのですが、どうすればいいのかわからないのです。モリーは、彼は体験から自分を切り離していると言います。そして、それは彼のように死に瀕している人だけでなく、完全に健康な人にとっても重要なことだと言うのです。彼はそれを仏教的な言い方で、物事に執着してはいけない、すべては無常なのだから、と言っています。

モリーは、『切り離し』とは、その経験を自分に浸透させないということではないと説明しています。それどころか、その経験を完全に自分の中に浸透させるのです。そうすれば、そこから離れることができるのです。しかし、これは私にとって混乱することです」

私は「切り離し」に魅了されたので、説明をします。

「これは素晴らしいパラドックスだと思います。もしあなたが、愛することについている痛み、悲しみ、脆さを恐れているなら、あなたは自分の感情を抑えてしまうでしょう。でも、その感情に身を投じることで、その感情を完全に経験することができるのです。あなたは痛みが何であるかを知っています。愛が何であるかを知っています。悲しみが何であるかを知っています。そうすれば、『私はその感情を経験した』と言うことができます。私はその感情を認識しています。そして今、私はその感情を認識することでそこから離れることができるのです」

モリーは、胸が重く波打つのを感じたり、次の呼吸がどこから来るのかわからないような、もっとも恐怖を感じる瞬間について語りました。このような恐ろしい時、彼の最初の感情は恐怖と不安でした。しかし、背中がゾクゾクするような感覚や、強烈な熱の閃光が瞬時に脳を通り過ぎていくのを認識すると、「これは恐怖だ」と言えるようになったのです。恐怖を認識したら、自分にこう言い聞かせるのです。ただの恐怖なんだ。私は恐怖を知っている。さあ、恐怖から離れよう。

孤独についても同じことができます。孤独を進んで感じ、涙を流し、全身で感じ、そして最終的に、大丈夫だ、あれは私の瞬間的な孤独だったのだと言うのです。孤独を感じることは怖くありませんが、今はその孤独を脇に置いて、他にも経験したい感情があることを知ろうとしています。

私たちは日常生活の中で、自分の気持ちを押し殺しています。孤独を感じ、時には涙を流すこともありますが、泣いてはいけないと思い、涙を流さないのです。また、相手への愛が込み上げてきても、その言葉がどのように受け取られるかという恐怖で固まってしまい、何も言えません。

死を前にしたとき、「切り離し」は特に重要です。私たちは、穏やかに、安らかに死にたいと願っています。そして、「切り離し」によって、死ぬときに伴うかもしれない恐怖や恐ろしさから離れることができるようになります。恐怖に圧倒され、怯えた状態でこの世を去るようなことはしたくありません。私たちは、今いる瞬間に身を委ね、何が起こっているかを知り、それを受け入れ、安らかな場所にたどり着き、手放すことを望んでいるのです。

エクササイズ

もし今日が人生最後の日だとしたら、あなたは何をしますか？

人生はつかの間だ

トルストイの『イワン・イリッチの死』は、死の床にある男の覚醒を描いた短編小説です。そして授業では、トルストイに影響を受けた黒澤明監督の映画『生きる』（一九五二年）のいくつかのシーンを鑑賞します。

渡辺勘治は三〇年間、同じ単調な市役所の仕事をしてきた中年男です。妻を亡くし、同居する息子と嫁は、渡辺の年金と将来の相続のことしか考えていません。仕事では役所的な無為無策に終始し、ただ流されるように生きています。

胃がんで余命一年と知った渡辺は、迫り来る死を受け入れようとします。そして、自分が死ぬことはそれほど悪いことではなく、むしろ悪いのは、自分が生きてこなかったことだと考えるのです。バーで見知らぬ男に、「僕はこのままでは死ねない。今まで何のために生きてきたのかわからないから」と、差し迫る死よりも無駄にしてきた人生に対して痛みを覚えながら言います。

彼は、東京の夜の娯楽の楽しみに逃げ込もうとしますが、それが解決策でないことにすぐ気がつきます。翌日、渡辺は若い女性、とよと出会います。渡辺は、彼女の生きる喜びと熱意を目の当たりにし、できるだけ一緒にいたいと思うようになります。渡辺は、彼女の顔を見るだけで、気分が良くなり、心が温かくなると告白します。彼は、彼女と一緒にいるときの彼女の生き生きとした喜びと生命力の秘訣を知りたいと切に願います。彼女は彼の願いに戸惑い、「私は何の役に立てるのかしら?」と尋ねます。

「あなたはとても充実している。それに比べて私は……。うらやましい。もし私が死ぬ前に一日でもあなたのようになれるなら。それができなきゃ、死ねないな。何かしたいんだ。あなたにしか私に教えられないいんだ。私は何をすればいいのかわからないし、どうしたらいいのかわからない。あなたもわからないかもしれないけど、でも、お願いだから……できるなら……どうしたらあなたみたいになれるか教えてくれないか」

とよは、自分がなぜこんなに生き生きしているのかわからないが、新しい仕事であるおもちゃ作りに幸せを感じ、日本中の子供たちと遊んでいるような気がすると言います。とよは、彼に何か作るように勧めます。

最初、彼はもう遅すぎると言います。しかし、彼女に触発され、渡辺はまだ何か重要なことをする可能性があることに気づくのです。とよと同じように、彼も何かを作りたいと思っているが、市の官僚機構の中で何ができるのかわかりません。しかし、彼は自分の立場と自分が誰なのかを思い出し、生きることの意味づけを探求することはその現実を通して行わなければならないと気づきます。

淀んだ水溜まりに抗議し、自分たちの地域に遊び場を作ってくれと陳情している女性たちのグループがいて、彼女たちの抗議や陳情が部署から部署へとたらい回しになっているのを、彼は思い出します。そして、長い病欠のあと久しぶりに職場に復帰した渡辺は、他部署の管轄への侵害行為だという懸念にもかかわらず、遊び場づくりの後押しを始めて、皆をびっくりさせます。渡辺はこの件に本気で肩入れをし、役人から役人へとこの件の送り届けをします。荒れた土地に子供向けの公園が建設されるのを見ると決意したのです。

渡辺は、無気力な役人から情熱的な提唱者へと、死ぬ前に変身を遂げるのです。渡辺の人生最後の時は、自分がつくった公園のブランコに座っていました。雪が降る中、彼は「ゴンドラの唄」を歌います。その情景は最初は喪失感を表現しているように見えますが、最後には彼の大きな満足感が伝わってきます。

エクササイズ

あなたの手の届く範囲で、あなたの人生をより豊かにするためにできることは何ですか？

第9講

すべてうまくいくから

祖母の臨終が教えてくれたこと

祖母は亡くなる直前、私の目を覗き込んで言いました。

「怖がらなくていいからね。私は大丈夫、お前も大丈夫。恐れを沈めなさい。私は穏やかな気分だよ。もうすぐここを発つんだ。門をくぐってね。問題ないよ。この古びた体にはさよならするけど、どこかへ行ったりしないから。お前は残るけど、ほんのしばらくのことだよ。お前にはまだ仕事があるのだから。勇気をもって、人のために頑張りなさい。お前ならできると信じているよ。さよなら、私の孫。私たちは別れたりしないよ。いつだって、永遠にお前には私の愛があるからね。私はお前の心にいるよ」

これらの言葉が実際に口にされたわけではありませんが、私の心には届きました。このときから、私は変わりました。死を単に生きることの一部で、誰もがいずれ経験するものと思うようになりました。いつかそう遠くない日に、私の番がやってくるでしょう。いつか、そう遠くない日に、あなたの番がくるでしょう。

臨終の際、私はその場にいました。祖母に死が迫っていると聞いて、すぐさま会いに行く手配をしたのです。カリフォルニアのスタンフォードでの授業をしていて、終わるやいなや家に戻り、そこから空港に向かうと、東京行きの便に飛び乗りました。

やっと到着して祖母の顔を見たときは間に合わなかったかと思いましたが、名を呼んで私だと告げると、目を開けて私を見つめ返してくれました。数度これを繰り返し、祖母は昏睡状態に陥りました。そして彼女の荒い呼吸だけが聞こえるなか、私は長旅の疲れから眠りに陥ったのです。

目が覚めると音がまったくしません。祖母は息をしていませんでした。長い旅は終わったのです。臨終に立ち会う作業が始まりました。お坊さんが来て私にこう告げました。「おばあさんはあなたが帰るのを待っていたんですよ」。

祖母に一番近い親族として、死後の無数の詳細や決定を進めるのは私の責任でした。通夜に、葬儀に、親族の食事があり、火葬を手配し、なかでも重要なのが遺骨をどうするかを決めることでした。

火葬は不思議と静かな気持ちで進みました。その体に祖母がいないことは明らかでした。日本では、死者の遺骨を見てそれを拾うことで死の現実を受け入れること、体から敷居を超えて別の世界に渡ったものがあると感ずるのを助けます。

私たちは遺骨をどうするかを考え、迫っていた儀式の日取りを決めなくてはなりませんでしたが、最初の儀式である四十九日法要では遺骨がお寺からお寺へと移されることになっていました。その後にはお盆があり、それから一周忌、三回忌、七回忌がやってきます。

すべての段取りが終わった後、私はお坊さんと話をしました。彼はにっこりして、もう一度

「おばあさんはあなたが帰るのを待っていたのですよ。帰ってこられてよかった」と言いました。祖母の生き方、終わり方にみんな満足しているようでした。

お坊さんがあとは引き受けるから大丈夫と言ってくれたので、私はサンフランシスコ行きのフライトに乗るため、空港に向かいました。みんなが口々に、おばあちゃんが最後までどれほど私を大事にしていたかと言いました。予定していた出発までにすべての儀式を終えられる絶妙なタイミングで亡くなったというのです。

私は授業開始の数分前に、スタンフォードの教室に到着することができました。後からこの旅のことを考えてみると、祖母は死ぬ前に、私たちが最後の忘れられぬひとときを一緒に過ごせる最小限の時間を残していました。そして、私が葬儀を終えて、仕事にギリギリ間に合うように逝きました。妻は言います。「おばあちゃんは本当に最後の最後まであなたのことを気遣ってくれたのね」。

祖母は、彼女の生き方そのもののように、他人を気にかけながら亡くなったことに気がつきました。与えることは人生の活力、生きる理由をもたらしてくれるものだと、祖母は私に教えてくれました。誰かの役に立つほど大きな喜びはないのだと。人生が終わるその時でさえ、他人を気遣うことに意味を見出せるということを、私は知りました。

良き人生を送るために祖母が教えてくれたことはたくさんあります。今は、その教えがどう死ぬべきかを知る助けにもなっていたのがわかります。人は死が迫るなかでも、まだ何かを与えることができることで充足感を得られるのです。

祖母は粘り強くありなさいと——私の前に立ちはだかる制約に決して甘んじないようにと教えましたが、晩年の彼女を見守るなかで、避けられぬ限界と折り合いをつけていくことも学びました。限界への挑戦をやめ、それを最大限に活用することにシフトするタイミングは、そう簡単にはわかりません。しかし、挑戦することの代償がそれに見合うものでないときも確かにあります。最期を見定めるための闘いをしながら祖母を助けることは、私の人生の中でもっとも辛く、恵まれた経験のひとつでした。

彼女は両足に壊疽《えそ》を起こしていました。医師は私に尋ねました。

「手術を希望されますか？　両足を切断することは可能です。しかし、全身麻酔でお亡くなりになることもありえます。切断によってお亡くなりになる可能性もあります。あるいは、辛いリハビリに挑戦することで、生き延びることもありえます。あるいはそのまま逝かせてあげることもできるでしょう」

祖母が何を望むかはわかっていました。自然に逝きたいと思うでしょう。もう十分生きてきました。死ぬのが怖くないかと私が聞くたび、当然のように言っていました。「怖くないよ。死ぬのは単に人生の一部、誰でもするものだからね」。この考え方を聞くと、死をごく自然なことに感じます。それは人間なら誰でもすること。私の孤独感は和らぎ、祖母にできるなら私にもできるのだと知るのです。私もただ、祖母や他のあらゆる生物が経験する過程を通り抜けるだけなのです。

幻想を持たずに勇敢に見つめることで、祖母は自分の限界に対応しました。彼女の置かれた状況のために落ち込むこともありましたが、それでも自分は家族にとって一番良いことをしているのだという祖母の確信が揺らぐことはありませんでした。

この世での居場所は小さなものでも、彼女も私も、私たちを超えた大きな存在と自然な形でつながっているのが、祖母にはわかっていました。祖母が生まれた町で行った葬式で、私は時を超えてつながるいろいろな世代の存在を感じ、自分が数千年も遡るストーリーの一部であることを知りました。これには感動し、自分の役割を果たせたことに感謝を覚えました。

祖母の最後の言葉を受け取り、祖母が安らかな気持ちにあると知れたのは幸運でした。おかげで私も心穏やかでいられました。臨終に付き添う人たちもケアを必要としています。それは、私たちが自身の最期のときに穏やかでいられるためでもあります。フェミニスト学者のベル・フックスは、彼女の友人について次のように書いています。

「死は、私たちが彼女を完全に愛する妨げにはなりませんでした。……私たちは自分のすべてを注いできたと思えるとき、死によって変わることも奪われることもない相互の愛における認識と信頼を、共に味わってきたときには、愛する親密な人や友人の喪失をずっと受け入れやすくなります。不完全さや足りなさを恐れたり、取り返しのつかぬ後悔の念を抱いたりすることなく死を受け入れさせてくれる、そんな愛を知ったことに私は日々感謝しています。それはあなたがくれた贈り物です。私は大切にしています。その価値は何があろうと変わりはしません。いつまでも貴重です」

死にゆく家族に対して、もしわだかまりがあるなら、亡くなる前の時間がそれを成し遂げるチャンスかもしれません。私の友人は、ベッドで死を迎えつつある父親に付き添っていました。彼女は、それが父親にとって正しいことなのかわからないまま、自分自身のために、大きな心の傷となっている二人の関係について父に話さなければならないと思いました。彼女が勇気を振り絞って話しだすと、驚いたことに父親はこう打ち明けたのです。「それは私の心の傷でもあるんだ」。彼は安らかな気持ちで亡くなり、彼女は愛情深く暮らしています。

誰にでも人生で心の傷があり、愛で傷ついたままの人も大勢います。自分の望むように、求めるように、自分にふさわしいように愛されないことがよくあるのです。こうした傷を私たちは子供時代から成人期へ、老齢期へと持ち続けます。傷を受け入れることは治癒への道です。ルーミーは、心の傷は目撃されるまで治らないと書いています。そしてこの傷は、その痛みに向かう勇気を奮うことができるなら、人生の最期のときですら癒すことができるのです。

あの良き夜へと穏やかに進み行け

死ぬことや死に直面して、どうすれば心の平静や勇気を持てるかについて、もう少し考えてみたいと思います。若い頃の私は、ディラン・トーマスの「Do not go gentle into that good night」に感銘を受けました。彼は死について怒れと言うのです。私たちの大敵である死と戦う素晴らしい方法だと思ったものです。

あの良き夜へと穏やかに進み行くな
老人は燃え上がり、日の終わりにわめき立てるもの
消えゆく光に怒れ、怒れ

そしてあなた、私の父よ、悲しみの絶頂で、
激しい涙で私を呪い、祝福してくれよ、頼む
あの良き夜へと穏やかに進み行くな
消えゆく光に怒れ、怒れ

それから何年も経ってこの詩を読んだとき、私はトーマスがこれを三〇代で書いたことを知って、印象が変わりました。彼がじつに鮮やかにとらえていた感情は、死ぬまで自分のハートに従って生き、充実した人生を送るための素晴らしい在り方です。しかし、六〇歳を迎えてから私は、死と戦うこととバランスをとりつつ、死ぬことや死というものに向き合う別の方法があるの

を知りました。そして、あの良き夜に穏やかに進み行きたいとも思っています。しかし、戦うべきときとそうでないときが、どうすればわかるのでしょうか。

進化生物学者であり、私がハーバード大学の学生時代に有名教授であったスティーヴン・ジェイ・グールドは、四〇歳のときに残り八ヵ月のいのちであるとの知らせを受けました。彼は自分の病気について調べ、生存期間中央値は八ヵ月と示した研究を見つけたのですが、しかし、この病気と診断された人の半数が八ヵ月を超えて生きているのだと気がつきました。統計学を理解する彼は、もっと長く生きる人たちがいると知って戦い続ける力をもらい、死を宣告されたような状態からもっと長く生きられるかもしれないという希望に満ちた認識に変わったのです。その後彼は二〇年間生き、そして病気とは無関係の原因によって亡くなりました。

こうした奇跡のように思えるようなことは起きています。しかし、医師は統計的確率に基づいて、患者にもう長くないと告げることがあります。そして、多くの人は忠実に言われたことに従い、だいたい決められた時間で亡くなります。一方、「いやいや。私は子供が全員結婚するのを見届けるんだ」「この春に植え付けをしなくてはならないんです」と言う人もいます。そして結局亡くなる人もいますが、生き続ける人もいるのです。そういった予想を超えて長生きする「奇跡の回復者」について医者は詳しく調査するよりも、無視します。

しかし実際に、非常に多くの人が医師の死の宣告を受けた後も生き続けます。また、医師の言うことを信じたために希望を捨てて亡くなる人も、とても多いのです。私たちはどのくらい、どの程度まで統計に基づく医師の見解を否定すべきなのでしょうか。これは多くの人が直面する難しい問題です。

スティーブ・ジョブズは膵臓がんと診断されたときに、手術を受けるように勧められました。担当医の科学的知識よりも自分の直感とハートを信じた彼は、代替治療を選択しました。それから九ヵ月が経って、自分のいのちを長らえさせるには手術がベストだとの結論に至りました。手術は効果を発揮しましたが、もっと早く受けていれば、術後に彼が生きた六年という時間よりも長くジョブズは生きられたのかもしれません。

その確率を理解し、希望を捨てることなく限界を受け入れる、それが病気のときに求められるバランスです。データに基づいて確率と期待値を推定するのが医師の仕事です。しかし、可能性と希望の光を消してしまわないのも医師の仕事です。

自分の最期についてどれくらい自分で決められるだろうかと、誰もが思います。物理学、生物学、偶然が最終的に私たちの人生に影響を与えます。人は無力ではありません。両方の現実を認められることこそ勇気です。時間とともにより限定されて狭くなっていくとはいえ、私たちには行動し、自分のストーリーを作る余地が与えられているのです。

以前、医師のマレン・モンセンと、ホスピスのソーシャルワーカーであるジェイムズ・ブリガムが私の授業に来て、モンセンの映画『The Vanishing Line』（一九九八年）を見せてくれました。緊急治療室の医師から映画制作者へと変貌した彼女の、死ぬ技法を理解する旅を記録する様子を収めた作品です。映画は、いかに医療システムが死にゆく人々が抱く懸念に対処できていないかを示しています。私たちが人生を医師の手に委ねるなか、医師は死にゆく人が求めるもの、必要とするもの、あるいは生と死に意味を与えるものについての教育を受けていません。死にゆく人々には安全で長生きする以上の優先事項があります。自分のライフストーリーを形作り、人生の意味を持続させる機会を欲しているのです。人生の最終章の可能性を感じたいのは誰でも同じです。

医師や、介護に関わる人たちは、家族が死に向き合うのを助けることができます。映画『幸せへのまわり道』には、死期の近い人の周りで、集まった家族がハワイへ行く話をする場面があります。ロジャースは言います。「死について話すのは難しい。でも、話せない訳ではないし、話すことのできるものなら対処可能だ」。

この心情は『Let's Talk About Death（Over Dinner）（夕食を食べながら死について話しましょう）』の著者であるマイケル・ヒーブの作品にも現れます。この本は、死について語るという文化的タブーと向き合います。彼が書く話は、死についての深い会話を行って、恐れや不安、懸念事、要望を共有するように促すものです。私は、母が九七歳になったときに、そうした会話を家族とし始めました。すると、驚くほど簡単で、とても自然で、心を和ませてくれました。

どんな小さなこともすべてうまくいく

死にゆく大勢の人が、神にやすらぎを見出します。私が終末期ケアで出会ったなかでもっとも若かったのが友人の一二歳の娘でした。マリアはその体に容赦なく広がる、悪性の腫瘍の検査と治療を行っていました。私がどうだいと声をかけると、自分が経験していることを洗いざらい話してくれました。自分の運命に意味を見つけようとしており、奇跡を願っていました。彼女の言葉や、その幼い精神がもつ信じがたい勇敢さと智慧に、私は心を奪われました。

すると突然、彼女はこんな質問をして私を驚かせたのです。

「それで、あなたのほうはどうなの?」

私はただ、彼女の状況を理解して心を通わせたいと思っていただけだったので、返答に困りました。考えてみれば、私の状況は彼女と比べようがないほど楽なもので、最初は恥ずかしいほどでした。そのとき抱えていた問題を考えてみましたが、彼女の深刻な状況や問題と比べると、取るに足らない些細なものでした。思わず私は、「話すほどのことは何もないよ。万事順調だよ」と言いかけました。

しかし、これでは正直とはいえないので、子供たちのことを話すことにしました。ひとりは高校卒業を間近にひかえ、もうひとりは中学を終えるところでした。彼らの人生についての心配や、好きで得意なことを見つけて欲しいと思っているといったことを話しました。子供たちの薬物や飲酒についての心配や、車を高速で運転していて事故に遭うのではないかと怖れていることなども、話しました。

そんな話をしながらも、こんな平凡な心配事を聞かされて彼女が退屈しはしないか、つまらない問題だと言いはしないか、と思っていました。彼女は人生のもっとも深く、厳しい状況に直面しているのに、ありふれた、それほど困難でもない問題を話す私のことを、なんともラッキーな人だと気を悪くしないだろうか。あなたの子供には少なくとも考える未来があるじゃないか、そんな苦々しい言葉が返ってくるかもしれない。そう考えて心配にもなりました。

しかし、マリアは歌を口ずさんで、私をはっとさせたのです。

何ひとつ心配いらないよ
どんな小さなことも　すべて　うまくいくから

ボブ・マーリーの『Three Little Birds』だとわかって、彼女の歌に加わりました。

彼女の問題に比べたらつまらないものに見えても、私の心配は重要なものだとマリアは言っているようでした。毎日は、どんな状況のなかでも意味を見つける機会であり挑戦なのだと、彼女は思いやり深く教えてくれていました。彼女には、いのちを脅かす病気の痛み、身体の不自由や疾患がありました。同時に、親切さ、勇気、癒しもありました。
私の心配事はもっと平凡でした。しかし、彼女が教えていたのは、私の心配だけが「小さなこと」なのではなく、彼女のそれも「小さなこと」だということです。そして、「どんな小さなこともすべてうまくいく」と信じることが必要だと。この人生、先の人生という大きなスケールから眺めれば、二人とも小さな、ささやかなことに取り組んでいたのです。ただ私よりもこれに気づいていた彼女は、私の悩みを聞くことで、「死にゆくもの」とそうでないものの間の大きな境界を乗り越えていました。私がまさにしようと努めていたことです。

マリアのがんは進行し続けました。彼女が祈っていた奇跡は起こりませんでした。それでも彼女は、自分は神様の隣に招かれたのだから問題ないと言いました。――それは知りようもなく、受け入れねばなりませんでした。そうして、彼女は、彼女の人生に触れた多くの人々に勇気と惜しみない愛を与えて、二ヵ月後に旅立ったのです。平凡でも重大でも悩みはきっと「うまくいく」もの、永遠の愛による温かな抱擁のなかで溶けてなくなる「小さな」ものなのだと知り、温かく軽やかな心でとらえることを、私は教わったのです。

エクササイズ

何度か自分に繰り返し言ってみましょう。

――何ひとつ心配いらない。どんな小さなことも、すべてうまくいくから。――

信じなくてはいけません

どんな小さなこともうまくいくと信じるにはどうすればよいでしょうか。死の恐怖にどう対処すればよいのでしょう。どうやってすべてが大丈夫だと信頼できますか。どうすれば良いものが待ち受けていると信じられますか。天国とはいわなくても、少なくとも苦しみを終わらせるものが。

こうした究極の疑問には誰もが直面します。生きることとは、私たち、そして万事がうまくいくという信頼や信念を求めるからです。なかには、それが神の存在を信じることを意味する人もいます。それが科学への信頼である人もいます。

マリアの場合は、宗教的信仰からやすらぎを得ることで死と向き合っていましたが、そうした信仰を持たない人も大勢います。一体どうやって勇気を得ているのでしょうか。

私にとっての信念は、どんな小さなこともうまくいくという考えです。それは自分より大きな存在を信じ、生とは完全には理解しえないものだと受け入れるということです。そしてこの奇妙で素晴らしい世界と完全に関わることです。

そうした信念・信仰・確信をどこで手に入れるのでしょう。その見つけ方を誰かから学ぶことは可能です。マリアの場合、神様が彼女を待っていて隣に招かれたと思うことで、気持ちを楽にしていました。私はこれまで、人生の最期に神や宗教やスピリチュアリティがどれほど大切かを目にしてきました。父は、若い頃にカトリック教を棄てていましたが、死ぬ前にはイエス様を求めるかなどと冗談を言っていました。そして、実際にそうしたのです。亡くなる直前、彼が昏睡状態に陥った際、父はこう繰り返したのです。「イエス様、マリア様、ヨセフ様」

死の床にある父の最期の言葉が、「何もかもうまくいくさ」でした。私には思いやりの言葉に聞こえました。自分は死んでも平気だし、お前の人生に何が起きようと、お前も大丈夫だ――そう私に請け合ったのです。

祖母が亡くなったときには、私の目を見つめる彼女の目が言いました。「私は大丈夫だし、お前も大丈夫だからね」

二人は私に何を伝えようとしたのでしょう。何が起きるのか完全にわからぬまま、彼らが今いる世界から別の世界へ移行しようとしていること。彼らは死のうとしており、私も時期がきたら死ぬことができるし、死ぬだろうということ。そして、おそらくは暗闇の向こう側には光があるのを感じて、間違いないと伝えようとしたのでしょう。きっとそうだったと思っています。

あなたの信念はどこで手に入れますか。私たちが科学技術に寄せる信頼は、苦難のときの助けとなるような深い確信を与えてくれないかもしれません。人生が暗く恐ろしいとき、人間は安堵と勇気を求めて宗教に顔を向けます。これには、私たちを自分が目にしていること、学び、知っていることだけを受け入れるマスタリー（深い理解）の世界に閉じ込める合理的な考えを離れ、一歩踏み出さなくてはなりません。さまざまな宗教が語る「the leap of faith（信念の飛躍、信じて思い切ること、論理を超えて信じること）」によって合理的であるよりも深く感情を揺さぶるもの、つまりミステリーを受け入れる意識へと進むことを選ぶことが求められます。

ときには選んだのではなく、選ばれて信念を持つようになることもあります。自分に起きた何かによって非常に深い真実が暴かれた結果、自身の変容を経て、信じるようになるのです。これが若い頃、私が火事によって経験したことです。喪失を経験した数えきれない人々にも起きていることです。

私の変容的経験は、私にミステリー、畏怖、驚異を備えた人智を超えた存在への確信を与えました。私は、魂が、神聖ななにかに触れたと感じたのです。私は神の具現化としての自然というものに宗教的信仰を持ちました。また、献身と発見を呼び覚ますような、世界への感動的な帰属意識を得たのでした。

信頼は感謝を呼び起こします。感謝からスタートし、真に生きることへと進んでゆきます。信頼と感謝が生み出すもっとも根源的な価値が、自分の人生と他者の人生への責任です。

一部の人にとっての確信は、特定の宗教を意味します。これは多くの文化で見られる現象です。IN GOD WE TRUST（われわれは神を信じる）とは、アメリカ合衆国における公式な国家の標語です。

宗教とウェルビーイングには正の相関があることは多くの学術研究が示しています。健康にとって有益な宗教のひとつの形は、集団礼拝やボランティア活動に定期的に積極的に参加することです。また、祈る、聖典を読む、宗教音楽を聴くといった私的な信仰活動に取り組むのも同様です。近くの寺院や自宅でお香を焚くなどの宗教習慣を見ることにも効果があります。

宗教のもうひとつの側面は、信仰です。神やより高次の力、宗教グループの信条・教義への賛同、死後の世界への信仰といったものもあります。こうしたものもウェルビーイングのために良いものです。神またはより高次の力と個人的に有意義な関係を持っているという感覚が得られ、この思いがその人の意思決定やライフスタイルに影響を与えます。

宗教に抵抗を感じる人は、違うところに信頼を見つけます。実際、スティーブ・ジョブズが指摘したように、いろいろな方法があるのです。大切なのは、何かを信じるということです。中には、運命や目的意識に信頼を感じる人もいますが、これもまた、生きて、この運命を全うしたいという気持ちを強めてくれるものです。皆さんの場合は何を信頼するでしょうか。

アインシュタインは、特定の宗教の信奉者を名乗ってはいませんが、自分は信仰心の篤い人間だと言っています。彼は「最高の叡智と輝く美」と述べるものの存在を確信していました。彼はまた、「私たちにとって不可解なものが本当に存在することを知る」自分の能力を信頼していました。

こうした信仰心を持つことは、特定の宗教の信仰者だけでなく無信仰者にも可能です。つまり、無神論者と有神論者の一部は、彼らを分かつものよりももっと根源的なレベルで関わりあっているのです。そのため、その共通した信仰心が、両者のコミュニケーションを改善する基盤となるかもしれないのです。

神には多くの意味があります。人によっては、神は全能で、遍在する存在です。また別の人においては、仏性、高次の意識、高次の力、神の愛、自然、宇宙などの言葉で表されます。神がここにも、そこにも、至る所にいると考える人もいます。

世界中の多くの人々にとって、自然は単に楽しむものではなく、神の生命エネルギーとつながり、畏怖と驚きを持って存在する場所です。自然は私たちにいのちを吹き込みます。死ぬときには、私たちが自然のもとに帰るのを歓迎してくれるように感じています。自然は私たちであり、私たちは自然です。

エクササイズ

あなたは何を信じていますか。何を信じることができますか。

森を抜けて

暗い現実ですが、生まれた瞬間から人には絶えず死が連れ添っています。森を抜け出て、痛みや嘆きのない世界へと現れた訳ではありません。人生は痛みと嘆き、悲しみと苦しみに溢れており、それらのない世界があるとしたら、それはきっとあの世なのでしょう。

おそらく人生の最終段階で私たちが得るのは、心理学者のエリクソンが「自我の統合　対　絶望」と呼ぶ叡智です。これによって私たちは、完了・完結の意識を持って人生を振り返ることができ、また、過度に死を恐れることなく受け入れることができるようになります。賢明な人々は自我の統合と絶望が交互にやって来るのを経験しながら、必要なバランスをとっているのです。

私の父は晩年になって熱心なライターとなり、その歳になるまで叶えられなかった天職を得たと感じていました。

その森はとても孤独で　木々は威嚇するようにして
空は明るくない　深い影を落とす
私は恐れて震えている　それでも、これを抜けなければ
夜が近づいているのだ　眠りにつく前に

聞こえてくる声のために　私は浮いている
挫けることのないように　心がとても気持ちいい
あなたが導いてくだされば　ふいに興奮がやってくる
私の恐れも鎮まろう　森を抜けたのだ
さあ、みんなで祈るとしよう　自分たちのために
神よ、我らを助けたまえ　森を通り抜けられるように

この詩は、死を予期した父が死とはどういったものかと想像し、恐怖心と向き合っていたことを示唆しています。死が近づいて、おそらく私に見えないものを見ている年長者からのこうしたメッセージは私を励ましてくれます。「何もかもうまくいくさ」という慈愛のこもった父の最後の言葉は、父が永遠を垣間見たか感じ取ったかして、私にすべて大丈夫だと知らせています。この言葉を信じて私は恐れる気持ちを鎮められるのです――この世からあの世への恍惚とした移行と、何もかも大丈夫という安心がここに表されているのです。

恐怖心を和らげることは可能なのだと、私は学びました。心を穏やかにすることはできるのです。心のやすらぎを感じる体験をすることができるのです。

フィル・オクスの心に残る曲、『Changes』にはこんな一節があります。

魔法の瞬間が夜に輝く
森の恐怖は消え失せる
そして朝が訪れると
夜明けの金のしずくに流されていく
変化の夜明けだ

私も、こうした経験を語ったり書いたりしている人々と同じように、私たちには自然のリズムと調和しているように感じる安らかな瞬間を見つけることがあると思っています。

エクササイズ

死ぬことや死について恐怖を感じたとき、どうやって自分の気持ちを和らげますか。

死ぬ準備

死ぬことの秘訣は生きることの秘訣と同じ、つまり、できるだけ愛のある人生を送ることです。そうすれば、いざ死ぬというときに、準備ができているでしょう。

映画『幸せへのまわり道』では、死の床にある男性を子供たちのテレビスターであるロジャースが訪問するというシーンがあります。ロジャースは男性に何かを囁きます。男性の息子がロジャースに「なにを言ったのですか」と尋ねます。彼はこう答えます。「私のために祈ってほしいと頼んだのです。今の彼のような経験をしている人は誰でも神の非常に近くにいるに違いないと思いますから」。

私たちは皆、死が近づくにつれて何が起こるかを理解したいと望みます。私が生まれる前に亡くなってしまいましたが、私はアイルランドの家族から豊かな文化遺産を受け継いでいます。私の父方の祖父母は、アイルランド・ケルトの伝統が豊かなアイルランド南西部で生まれ育ちました。ジョン・オドノヒューの著書『Anam Cara』は、この伝統がどのように死にゆく人々にやすらぎをもたらすかを私に理解させてくれます。

アイルランドにおけるケルトの伝統では、死の際には、永遠の世と一時的な現世が互いに織り込まれた状態になると考えられています。人が死ぬまでの数時間または数日間は、永遠の世の住民が目に見える世界へとやってきます。それから、死の瞬間に先立って亡くなった母親や、祖母、祖父、または親戚、配偶者、または友人を目にするということがよく起こります。永遠の世に暮らす、愛する人たちが会いに来て家に連れて帰ろうとするなかで、死にゆく人は大きな力、サポート、そして励ましを得るのです。

アイルランド・ケルトの伝統では、これはひとつの世界から別の世界への通過の瞬間です。人が死ぬと暗黒の力から守り、最後の旅に出たところの死者に光を与え続けるために、聖水がその人の周りに円状に振りかけられます。死の瞬間をとてつもないエネルギーが取り囲み、知覚が高められます。人が死に近づくと、この世と永遠の世の間のベールが薄くなり、取り除かれることもあり、永遠の世を垣間見ることが可能になります。

オドノヒューは次のように書いています。

「人が死ぬことを恐れたり、心配したりするのは当然です。しかし、わかっている人たちは、怖がる必要はないと言います。私たちが死ぬときが来たら、潔く、優雅に、信頼して旅に出るのに必要なすべてが与えられるというのです」

死の近くにいる人々は、人生の終わりを受け入れて、より意識的で安らかに死んでいく方法を理解しようとする私たちを助けてくれます。彼らはこう言います。過去の役割、後悔、傷を手放しなさい。そして、自分の人生をありのまま愛しなさい。記憶に執着するのをやめて、今の意識からそれらを再体験しなさい。与えられたものすべてへの感謝をもって、人生に満足しなさい。身体心の内にとどまって、ただ愛し続けなさい。身体から距離を置いて、魂と一体化しなさい。身体が終わりを迎えても、魂は続くと信じなさい。

死にゆく人々は、私たちがスピリチュアルな自己と同一化することによって、死への恐怖を超越することを教えてくれます。つまり、死ぬことがこの体を離れる以上の意味を持つようになり、また、それが魂と呼ばれる自分という存在との一体性と結合をこの世で感じる最後の機会であるとの気づきは、私たちの心を慰めてくれます。精神的な自己と同一視することは、死ぬための準備を整えてくれるのです。

『Walking Each Other Home』をラム・ダスと共に著したミラバイ・ブッシュは、死ぬときの秘訣について聞かれ、次のように答えています。

「死ぬことの秘訣は、生きることの秘訣と同じで、できるだけ愛に満ちた人生を送ることです。そうするといざ死ぬというときに、準備ができているものです。死ぬのを辛くするのは、やらなかったことへの後悔です。それは癒えません。期待を手放すことを学び、現実を愛すること。他人を許すこと——これは愛から生まれるもので、相手がひどいことをしたとしても、です。それは、その行為を容認するのとは違います。自分のように、相手も同じ人間として認識すること。そのようにこの世をやっていくのが、うまく生きて死ぬのを助けるでしょう」

私は死にゆく祖母を見守りながら、彼女が聖人にもならず、悟りに達しもしなかったことにちょっとした失望を感じていました。祖母は最後まで人間でした。時に、彼女が受けた不正義や酷い仕打ちに対する憤りを変わらずみせていました。完璧な存在となってすべてを受け入れる姿を期待していた私は、彼女もまた人間だと知ったのです。この現実を受け入れることは、次第に、自分もまた死ぬ前には悟りに達している必要があると信じていた私を安心させるようになり、私は荷を下ろすことができました。結局、私も人間に過ぎません。聖人になることなく死んでいくでしょう。自分のベストを尽くすだけで十分なのです。

『Being with Dying: Cultivating Compassion and Fearlessness in the Presence of Death（死と共にい

る：死の目前で憐れみと大胆さを育む）』の著者ジョアン・ハリファックスが書いているのは、ケアテイカーまたは死を迎える本人の視点からの、死にゆくことに付き添う旅路についてです。私たちは慣れ親しんだすべてのものの先にある、未知の領域へと向かいます。見知らぬものばかりのビギナーズマインドの国です。

死にゆくことに付き添う旅では、どんなにコントロールしようとしても、この「知らないこと」に出くわします。死ぬとはどういうことだろう、と私たちは考えます。苦しむのだろうか。死んだ後はどこに行くのだろう。寂しがってもらえるだろうか。死ぬのは辛いこと、それとも安心だろうか。こうした疑問に答えようとして、「知らないこと」が生まれます。実際、それに答えることは絶対にできないのですから。

私たちが死ぬとき、私たちを人生の岸辺に結びつける綱が解き放たれます。私たちは慣れ親しんだ土地をはるかに超えて、未知の水域に移動します。……これが死の本質です。未知の世界へと放たれ、係留ロープが解かれ、本当の自分の広大さへと開かれます。

死を恐れない

意識しているかどうかにかかわらず、死ぬことを心配している人は大勢います。若い頃の火事の後、私は死ぬということに魅了され、ホスピスのボランティアを始めました。亡くなった後はどうなるのか、死ぬとはどういうものなのかを理解して、恐怖から解放されたいと私は思っていました。恐怖が消えることはなくても、死と親しくなれるかもしれないと感じたのです。

こちら側からしか死を見ることができないことはわかっています。たくさんの人が死を経験していても、戻ってきて語ってくれた人はいません。自分が死んで戻ってきたと感じている人たちは、臨死体験についての素晴らしく、また慰めとなる話をしてくれます。しかし、これらは死の直後の話に限られていて、その先を知る人はいません。私自身は死をまったく知らないので、死にゆく人たちと過ごした自分の経験を信じるようにしています。

死にゆく人たちと過ごした時間は、ミステリーに満ちていました。ほとんど言葉にはされませんでしたが、私は自分に送られたメッセージを明確に感じ取りました。それはこう告げます。恐れる必要はないよ。死ぬときが来れば、その旅を潔く、心安らかなものとするのに必要なすべてが与えられるでしょう。

今でもよく覚えているのは、ホスピスで私が最初に出会った人のことです。ある晩、彼女のベッドのそばに腰掛けてしばらくおしゃべりした後、二人とも無言になり、彼女は目を閉じました。互いの息遣いが重なり合っていきました。私は知らぬ間に眠りに落ち、目が覚めると、彼女が私を見つめていました。私は、自分が経験したことを言葉にするのに苦労しました。思いやり、愛、優しさ、そのいずれも私が感じたことです。彼女の魂が、感謝の気持ちを持って私の魂を軽くたたいたようでした。私は、彼女がこの世を離れようとしていること、けれどもそれで大丈夫なこと――彼女は大丈夫なのだと、私に伝えていると感じました。

ホスピスケアでは、心を閉ざした頑なな人々にも会いましたが、最期が近づくにつれて突然それが緩みはじめ、潜んでいた美しさが現れて、顔に精気と輝きが宿るようになります。おそらく、彼らは自分の時間が終わること、今までのやり方ではこれから先は通用しないことを理解しつつあったのです。違う生き方が求められて、それに従うように彼らは変容していったのでしょう。

死にゆく人に付き添ううちに、私は自分の死の姿を垣間見ることができました。このことは私たちの人生に計り知れない自由をもたらすことがわかりました。それは、ここでの時間は切迫していると教えます。時間や機会の浪費は、人生における最大の喪失のひとつです。あなたが人生を完全に生ききるなら、死はあなたに何の力も持ちません。さまざまな物事を手放すことができれば、生きている間に小さく精神的な死を迎えることを学び、より大きなオープンさと寛大さが、あなたの人生にやってくるのです。

死にゆく人たちとの親密な時間がくれた貴重な体験について振り返ると、このまま歩み続けて自分や他者の死に向き合う勇気が湧いてきます。死について日々考えることで、人生のミステリーとほんの少しの間つながることができたりします。自分は死につつありながら今生きているのだと知っているからこそ、私は与えられた人生と、現在と過去の他者の人生とのつながりを大切にしています。

私は、激しくて穏やかな思いやりを持ってこの世を生きるだけで十分なのだと、考えるようになりました。これまで何度も死にゆく人たちから、何もかもうまくいくだろうと元気づけられてきました。私たちがいざ旅に出て、この世とあの世をつなぐ門を通り抜けるその時は、平静、やすらぎ、心地よい自由を与えられて、向こうの世界に優雅に行くことがきっとできるのです。

多くの人に死ぬまで付き添ってきた経験を持つスティーブン・レヴィンは、死への恐怖は、私たちの力で鎮められるものだと言います。彼は、死の間際にも安らかでいられるものだと知ることが、そこに至るまでの生活をいかに豊かにできるものかを目の当たりにしてきました。人は、自分の死を恐れなくなれたときには、他のことも恐れる必要がないのだと気がつきます。

レヴィンの観察によると、死に直面することが私たちの人生に途方もない自由をもたらし、ここで手にしている時間の貴重さを認識させるといいます。間違ったことに時間を浪費するのは、人生の最大の損失のひとつです。人生の準備に時間を費やすのではなく、人生を生きなくてはなりません。人生は一期一会、あらゆる瞬間が一度きりの機会です。チャンスは一回——これはリハーサルではなく、本番です。今生の旅は一度です。繰り返すことはできませんし、過去に戻ることもできません。

私は、死後の世界を信じる宗教信者は、他の人よりも人生の最期を楽に過ごすことができると思っていましたが、死にゆく人に関わる仕事をする人たちの話では、最期に苦しい思いをする信者も、信者ではないが大丈夫な人もいるそうです。神を信じるかどうかではなく、それよりも重要な何かがあるのです。

もっと重要なこと――それは、後悔しないように、人生を精一杯生きることです。そしてマインドフルネスはそのための実践です。精一杯生きることで、避けられない死を受け入れることがより容易になるのです。

私たちは波のひとつではない――海そのものだ！

滴に分かれていようといまいと、水は水です。私たちの生と死は同じものです。この事実に気づけば、もはや死を恐れることは無くなり、人生に実際に困難は無くなります。

鈴木俊隆

前述したフランク・オスタセスキーは、海と波という簡単なメタファーを用いて、あらゆるものと私たちの同一性意識、あるいは相互依存関係を説明します。表面では、風などの状況によって波が生まれていますが、波と海に本質的な違いはありません。一方、海の深いところにあるのは静けさです。

これは私たちの心にも当てはまります。表面――ふだんの日常的な心――は絶えずさまざまな状況にさらされています。しかし、心の、ある広がりはいつも穏やかで、私たちを見捨てることがありません。特別な誰かでいることも、賢明になることも求めません。自然に起こっているのです。ほとんどの場合、私たちは表面にあるものに夢中になりすぎて、この、より深い心の広がりをいつも認識している訳ではありません。それに気づくにはトレーニングが必要です。愛の認識は、悟りを得た存在だけの領域ではなく、誰にでも手に入れられます。誰でも心の深いところで自信をもつことを学び、厄介な心・体・感情の状態を巧みにナビゲートするようになれるのです。

モリーは、目の前で他の波が海岸に打ちつけられて砕け散り、無くなるのを目にする、小さな波の話をします。

「これは小さな波の話で、海でひょいっと動きながら、昔ながらのすてきな時間を過ごしています。彼は風や新鮮な空気を楽しんでいますが、自分の前にいる他の波が海岸に打ちつけられていくのに気づきます。『なんてことだ、これはひどい』と波は言います。『僕もあんなふうになるのか！』。

そこに別の波がやってきます。彼は、最初の波を見て、その深刻な様子に声をかけます。『どうしてそんな悲しい顔をしているんだい？』

最初の波が言います。『わからないのかい？　僕らはみんなぶつかるんだ！　僕ら波は、みんな無くなってしまうんだ！　ひどいことじゃないか？』

二つめの波が言います。『いや、君こそわかっていないね。君は波じゃないんだよ。海の一部なんだよ』」

この話はモリーに、彼もまたまもなく「岸に打ちつけられて」死ぬことを思い出させます。また、モリーはこうも言います。この小さな波は別の波に自分の恐れを打ち明け、そして自分は打ちつけられて死ぬのではなく、実際にはより大きな海の小さな一部となるために戻るのだと知らされ、慰められる。この小さな波は自分を象徴している。なぜなら、死が差し迫っている自分は、岸壁に衝突する寸前だから。この波のように、自分が死ぬときには、なにか大きなものの一部になると知ることで、自分は慰められている。

海辺にいるとき、山頂にいるとき、どこか自然のなかにいるとき、私たちはなにか大きなものの一部であることを経験します。自然は、宇宙の壮大さと素晴らしさを思い出させてくれます。海岸に打ちつける波は、私たちがより大きな全体の一部、より大きな生の一部だと教えてくれます。

誕生と死を大きないのちの環に不可欠な一部とみる古代の知恵は、私にとってやすらぎです。神話学者のジョーゼフ・キャンベルは、次のように書いています。

「私たちは胎内の墓から墓の胎内へと一周し、固体物質の世界へとあいまいで謎めいた侵入をしますが、それは夢の物質のように、私たちからすぐに溶けてしまいます」

日本の縄文文化において、家、貝塚、環状列石はどれも子宮のイメージからデザインされており、再生のシンボルとなっています。人は死んだ子供を家の入り口の下に埋めました。誕生と死との親密な関係が明確に意識されていたのです。その考え方は、矛盾をそのままにし、超自然と現実とを区別しようとしないケルトの意識に類似しています。祈り、生と再生を祝う特定の場所に対して、愛情や感情的つながりをもつという点においても、縄文文化はケルト文化と似ています。こうした考え方を「原始的」とはねつけるのではなく、深く必要とされている精神的指針として受け入れてもよいかもしれません。

私たちはただ、帰郷の旅にいるのでしょうか。まるで、心安らかに故郷に戻るように？　私は死ぬということを、T・S・エリオットが述べたように見ています。

私たちは、探究心を絶やすことなく
そして、すべての探究の末に
私たちが始めた場所に到着して
初めてその場所を知ることでしょう

授業の最後に、私たちはもう一度ティク・ナット・ハンの知恵に戻ります。死の間際にあってさえ精一杯生きることで本当の自分が見つかるのだと、彼は改めて教えてくれます。

マインドフルネスについてのその教えが常に私たちの講座の基盤にあり、今このときを十分に生き、死は私たちの最後の呼吸の瞬間だけでなく、いつも私たちとともにあると認識するなら、どうにもできない物事――失職、つながりを求めた人からの拒絶、長年の友や伴侶の喪失など

――にも打ちのめされることはありません。

今ここにいるとは、計画を立てないという意味ではなく、未来の計画を立てることに注ぐエネルギーを少量に抑えることを学ぶということです。また、計画ができたら、それへの執着を手放すということです。

あるいは、できないこと、やらないことのリストを作るのがよいのかもしれません。すべきだと思うことを、ひたすら手放すのです。そして、もうちょっと楽しむのです。単に死ぬ準備をするだけでなく、これまで以上に精一杯生きて愛しながら、人生の終盤を過ごすのです。

私も、死を迎えるにあたり、子供や愛する人たちのためにできる限りの準備をするつもりですが、一方で生きていることも忘れずにいたいと思います。いずれ死ぬのだから、今はこの人生にいたいのです。

もし今死んだとしても構わないと感じることはよくあります。それはとても平和な気持ちなのですが、しかし、また別のときには、もっと生きていたい感じがして、そのせいで自分のエゴに陥り、不安を覚えます。

死についてさまざまな角度からアプローチしてきましたが、ますます私は、自分がそれを理解していないこと、理解できないことに気づかされます。しかし、そのことを受け入れるにつれ死は身近なものとなって、私の恐れも減っていきます。

そう、人生は続き、私はいろいろな行動をします。いろいろなものを見ます。この貴重な人間としての誕生、生、やってくる死に感謝すると誓い、自分に言い聞かせます。ここに心を据えなさい。この瞬間は可能ななかで最高の状態なのだから、ありがたく思って十分に生きねばならない。残された時間のすべてにおいて、私のこの小さな光を輝かせ続けていこう。

私たちはティク・ナット・ハンの詩を読んで、授業を終えます。

私は死んだその瞬間
あなたの元に戻るようにします
できるだけ早く
長く待たせないと約束します
ねえ、少しずつ死にながら
私はすでにあなたと一緒にいると
そう思いませんか?
あなたの元に戻っているのです
どんな瞬間も
ただ探してください
私の存在を
泣きたくなったら

泣いて、そして、
私も共に泣いていると知ってください
その涙は二人を癒すでしょう
あなたの涙は私の涙です

エクササイズ

自分が臨終の床にいると想像してください。以下を繰り返して言ってみてください。

・後悔はありません。
・私は最善を尽くしました。
・私は平穏です。

第10講

私たちの物語

最後の授業になりました。

最後の授業では、学生がそれぞれ一〇分間、自分の物語を語ります。このプレゼンテーションはクラスメートらと、自分の一部をシェアする方法です。学生は詩、スケッチ、絵、動画制作、ダンス、歌、楽器など、クリエイティブな表現方法をさまざまに用います。評判が良かった三つの作品を紹介します。

回顧録　生、死、治癒というギフト　　濱口諒子

私が死んでもう一年になるとは、驚きです。すべては走るのが困難になったことがはじまりでした。痛みはありませんでした――ただ活力がしぼんで、そして突然、近所を歩くだけでヘトヘトになるようになったのです。でも、それに気づけたのは、お母さんがそう言ったからです。お母さんは、私の足取りにいつもの「ゲンキ」がなくなってきたと心配しました。しかし、その時でさえ、私は不安に感じていませんでした。

朝靄のやさしいキス、隣人の庭のラベンダーの香り、白くたなびく雲が点々とする深い青色の空の天蓋、それらへの私の愛が無くなることはありませんでした。散歩時間はますます短くなりましたが、それでも、お母さんの大きな歩幅に合わせて歩くとき、私は生きていると感じました。

しかし、まもなくして私はひどく疲労しベッドを出られなくなり、食欲まで消えかけていまし

た。直感的に、自然が旅立ちに向けて私の体を清めているのだとわかりました。ですが、ぼんやりした記憶のなかでも、お姉ちゃんが会いに来てくれた夜のことははっきり思い出すことができます。バタンというドアの音、タイル張りの床を荷物を引き摺《ず》る音がして、すると突然、そこに彼女が心配そうに目を見開いていました。

その夜、上の階から電子レンジのチンというかすかな音が聞こえて、私は目を覚ましました。するとお姉ちゃんが、半分溶けたドラムスティックのアイスクリームコーンのお皿を運びながら、部屋につま先立ちで入ってきました。そのお皿を私の口にちょっと傾けると……ああ、微量のチョコレートが混じったバニラのすばらしい味がして――それは舌のうえに広がる甘い抱擁のようでした。何年経っても、私の好物を覚えていてくれたのです。

私たちが一緒に過ごす時間は毎年切り取られて、どんどん短くなっていきました――小学校はすぐ坂を降りたところでしたが、中学校と高校は車で行く距離で、今の学校はずっと遠くにあり、彼女が帰るのはせいぜい年に数回になりました。年齢とともに彼女が微笑むことも減って、彼女は遠ざかっていったのです――しかし、私の痛みも混乱も、アイスクリームとともに溶けていきました――二人の間の距離のなかに溶け、それで何もかも大丈夫になりました。

この瞬間、彼女はここにいる、大切なのはそれだけでした。私の最後の夜、みんなはスパゲティを食べました。その頃、私の記憶は意識の断片のようで、静かな眠りをさまよい出て、愛する人たちへと集まっていきました。お母さん、お父さん、お姉ちゃん、弟、みんなが私の周りに輪になって、膝の上の湯気のたつお皿を落とさないようバランスを取りながら座っていました。私は、パスタをホワイトソースにからめているお姉ちゃんが、お皿に落とす涙の雫を数えていました。

そして、驚くべきことが起きました。みんなが、私たちが一緒にすごした思い出に耽り始めたのです――風が強く塩気を含んだオレゴンの海岸、週末のキャンプ、ダラダラ過ごしたクリスマスの朝。すべての思い出がギフトで、感謝の言葉と結びついていました。『ありがとう。お疲れさま』『もう楽になっていいんだよ』。私の骨ばった首にお姉ちゃんが手を回し、私は力を振り絞って、最後にもう一度尻尾をドサッと落としました。

彼女は小さくしゃくり上げるとわっと泣き出し、すぐに、四人が私のために泣く声が地下室に響き渡りました。

そして、ああ、生きるというのはとても美しいことでした――その最後の瞬間まで。いのちが終わりに近づくなか、私はこの家族をひとつにし、彼らの中になにか新しいものを咲かせていました。

私は、この生を始めたときのように、小さく弱々しく、お姉ちゃんの腕に抱えられながらそれを閉じようとしていました。安堵の波が四肢を駆け抜け、私の体は最後にもう一度震えました。そして、壊れた体に私の全存在が膨れ上がり、周りの空気に染みでていくのを感じました。そして、そんなふうにして、私は自由になりました。

私は、私のからだがガレージのテーブルの上に運ばれ、私のお気に入りの毛布と音の鳴るおもちゃで素敵に飾られるのを見ていました。お姉ちゃんが硬くなった私の殻にしがみつくのを何時間も見ていました――以前のように彼女の手を小突いて、耳の後ろを掻いてと伝えたかったですが、できませんでした。

私は死にましたが、しかし同時に、まだそこにいました……私の体を焼いた尊厳のあるペット葬儀場からの帰り道、お母さんが車の窓から気づいた、あの燃えるように鮮やかな日没のなかにいたのです。お姉ちゃんは後部席で粉になった骨の入った小さなジップロックの袋を握りしめ、あまりにしっかり握りしめていて彼女の抱擁が本当に感じられるようでした。

私は時々、弟の夢の中で彼に会いに行っています――朝食で彼がフレークを食べながら、ワクワクして私のことを話す様子を見たくてやめられないのです。

お父さんが独りきりで散歩に出かけ、昔、一緒に散策していた道をたどっているときには、私は爽やかなオレゴンの風のなかにいます。

それから、みんなには人生はギフトであると知ってほしいと思います。それから、私が昔やっていたように、空を見上げるたび、ちょっとした幸福に感謝するたび、生きる喜びをただ吸い込むたびに、私はまだここにいると知ってほしいと思います。

・・・・・・・・・・・・・・・

愛する存在が亡くなった日は、日本文化では特別な意味があります。それは「命日」と呼ばれ、美しい皮肉を込めて、「the Day of Life」と英語に翻訳されます。クッキーは私たちが当たり前に考える「生きる喜び」を祝い、お返しを一切求めることなく常に与えていました。私はこの物語を、私の犬、クッキーの思い出に捧げます——彼は永遠に私の弟で、一瞬一瞬、生きることを味わい感謝を示すことに重要性を教えてくれた、大切な友人です。

この物語は私の涙を、自己憎悪や罪悪感の涙から、心穏やかな悲しみと許しの涙に変容させました。それは、果てしなくもっと力を与えてくれますし、ポジティブな治癒をもたらす感情です。言葉、声、写真をまとめて回顧録に仕上げたことで、クッキーがくれたもっとも貴重な教訓のひとつ、「単純だけど深い人生の喜びに対する感謝の念を表すのを決して先送りするな」を褒め称え、実践することができました。

プレゼン中も、その後日にも、私はクラスメートたちがこの称賛に加わってくれたように感じました。彼らの反応や親切さには深く感謝しています。物語中にレミースが肯定的に頷いてくれたり、席に戻るときにはローラがにっこり微笑みかけて応援してくれたり、それから、もちろん、みんなが教室を出ていくときにローニーからは優しい言葉をかけてくれたこともそのひとつです。

物語のなかで伝えましたが、「人生は贈り物」です。

生という不完全なパズルのなかで、クッキーの死は単なる深い喪失と嘆きの物語ではなく、より大きな絵の素晴らしい謎を照らし出す、強力なひとつのピースです。

この授業で得られた多くの変容の機会のひとつであるこの最終プロジェクトによって、私は私のウェルビーイングの質と、私の幸福の特性を高めるなかでの重要なマイルストーンを作ることができたと思います。先生やアンナ、それからこの旅を一緒に続けて私がまた全体となるのを助けてくれたクラスメートに、永遠に感謝します。


別れが言えるようになるまで　　ブライアン・パーム

僕は死者が怖い
超自然的なものが
そして死んだ後が
迷信に怯えることがよくあり
だから、死ぬことから身を隠している

病人から身を隠している
私のおばあちゃん
おばあちゃんの部屋には
ずっと行っていない
去年亡くなってから

階段の手すりに隠れているのだ
実家に帰ったときは
部屋からにおいがしている
棺桶のような
僕の記憶では
彼女は最後、死の床にあった
望みが消えるなか
眠るベッド脇には花束があった
しおれた願いの

故郷と呼びたい場所のいくつかは

むしろ葬儀場のようだ
思い出が壁に塗りつけられた
空っぽの部屋
かつて愛した人々への
謝罪に満ちた祈り
故郷と呼びたい場所のいくつかは
怖くて行けない埋葬地のようだ

死を正面から見つめられたためしがない
死が僕の目に灯台を見るのが怖いから
もし今日は去っていっても
夜中に私を探しに戻ってくるのが怖いから
迷信深い僕を怯えさせようと
愚かな僕を怯えさせようと

今、僕はここに、未知のものを警戒して立っている
自分の傷を見ないで埋めることに慣れきることを警戒しながら

棺桶が土に沈められるときには目を閉じることを覚えたのと同じように
祖母をこんなふうに恐れるようになったなんて最低だ

ときには
祖母が僕をじっと見ているのを感じる
両腕を僕の背中に回して
彼女は僕に思い出してほしいのだ
ゴーストは限界を強いられない人間なのだと
彼らは僕らの鼻の下を漂う、惨めな羽毛
大気中の香
死せる生命

彼女はこう告げる
死んだ人を怖がらないで
彼らが玄関先で踊るような曲を囁いて
思い出して
誰も皆、死ぬほど生きたいと思っている

でも最後には
誰も皆、死ぬために生きている
死は、悲しみを私の喉の中に避難させる
人生とは旅立ちを学び、移行に感謝すること
思い出を胸に秘めるのを止められないなら
僕の家はいつも希望にとっての葬儀場だろう
僕にさよならが言えるようになるまで

最終プロジェクトの私の物語は、死という概念と、人々の死に対する異なる考えや対応方法に焦点を置いていました。私の文化では、死は不幸なこととみなされていますが、同時に生の自然な一部として捉えられています。私が教わってきた西洋文化の哀悼では、通常、ポジティブな思い出に執着します。私の両親は、死は生の一部と教わりながら、個人の思い出にしがみつかないようにと教わってきました。家族の誰かが亡くなれば、両親は、霊が閉じ込められないようにと鏡に覆いをかけます。埋葬式では、シャーマンが「あなたは素晴らしい人生を送りました。そろそろ私たちの元を去るときです。私たちのことは考えないで、私たちもあなたを思いませんか

ら。私たちを愛さないで、私たちもあなたを慈しみませんから」といった主旨のことを言うのが通例です。こうした言葉を言うのは、死者の霊やゴーストがやってくるのを防ぐためです。私がクラスで発表した詩は、私が祖母の死をどう見るべきか、そして、（詩の中で触れていませんが）二つの文化が私の死への恐怖心にどのように影響しているかの間の葛藤を書いています。

他のみんなと同じように、私の物語も文化的コンピテンシーを教えることや治癒と関係しています――両方ともこの授業を通して触れた強いテーマです。「ナラティブによる異文化コンピテンシー指導」という論文で、先生はこう言っています。「ナラティブは、患者を第一とし、文化集団をその次に置くことで人間らしくする」。社会が特定の民族、人種、宗教などに対してつくりあげてきた私たちの見方のために、健康や医療に関する一定の考えをアイデンティティと結びつけていることがよくあります。私的な病気体験を分かち合うことで、このクラスは自分たちが持っていたステレオタイプを脇に置いて、その物語をすべてとして聞くことができました。この文化的コンピテンシーの指導法は、教室の内外において、文化的能力の身につけ方の説明書を読むよりも効果的です。

病の語りがもたらすのは、文化についての意識だけではありません。語る人物と聴衆の双方についての深い熟考をもたらします。私は弱さを晒して自分の物語を聞いてもらうことで、解放された気持ちになりました。この詩を書いて録音する前は、これを話して人から判断されるのを躊躇っていました。多くの人は愛する誰かの死を取り上げて、愛情や思いやりを見せていましたが、祖母の死に対する私の対応はまったく違っていました。ジェイムズ・ペネベイカーは言っています。「感情的なテーマについて書くことは苦痛の大幅な減少と関連している」。

詩を書くために、私は祖母の死について考え、当時の感情や記憶を呼び起こさねばなりませんでした。詩を話して存在させることで、自分の感情や葛藤をより有形化、外在化することができました。感情的なテーマについて詩を書くことを通して、祖母の死についてもっと話しても良いのだと感じました。この詩の結論を書くときには、死後の自分の見方を変える方法を考えることになり、それをより受け入れる方法を学びました。最終プロジェクトはたいていストレスの多いものですが、このプロジェクトには癒しの性質がありました。思い出は再訪せずに埋めるべきだという考えに挑戦することになったからです。その結果、思い出を再訪することで、問題を無かったものにしようとするのではなく、私が問題を解決するのを助けてくれました。

「私たちは私たちの体ではない」という論考で、先生は「自分自身を理解し受け入れることは、突き詰めると、他者を理解し受け入れることによってなされる」と述べています。自分の病の語りについて、非常に集中して書き、編集後も何度も何度も取り組まなくてはならなかったので、私はこの問題を違う角度から眺めるようになりました。祖母の死についての過去の私の見方(恐れや憐れみ)を単なる内的ジレンマと捉えるよりも、もっと体系立った視点から見るようになったのです。

私の祖母は、私の一〇代後半のほとんどをホスピスで過ごしていました。私が高校三年生のとき、彼女は転んで股関節を骨折しました。その後、完全に回復することはできず、ずっとベッドで過ごしていたのです。彼女がもうすぐ亡くなることを知ったときの私の反応は、彼女に固執するのをやめて、いざ死が訪れたときにショックを受けずにいられるようにしようというものでした。彼女の死の痛みに一度に襲われるより、そのほうが楽で、都合が良いと思ったのです。

この詩を書くまで、私は祖母の死を完全には受け入れていませんでした。彼女が亡くなったことは知っていましたし、それを認めてもいました。しかし、彼女が亡くなる前にもっと世話をしなかった自分を許せてはいません。彼女が亡くなったという電話を受けたとき、私は彼女の葬式に行くことも、病院に会いに行こうとさえしませんでした。動かない彼女の体を見たらすぐに後悔するとわかっていたからです。私にはまだ、征服しようとし続けている恐れや悪魔がいます。死と、身近な誰かを失うことへの恐怖はずっとそうしたもののひとつなのです。

この詩を書き、それを口に出さなければならなかったために、私はそれらの恐怖と戦うことを教わりました。その恐怖と戦っているうちに、後悔と自己嫌悪を感じるようになりました。しかし、詩を完成させる頃には、そして授業でそれを聞いてから、私は自分を許せるようになりました。私たちが完全に制御できる訳ではない、いろいろな対処方法があるのは知っていますが、私にとって、これはそのひとつでした。授業で録音を聞いた後、私は両親に電話して、愛していると伝えました。それは小さな一歩であり、感謝のしるしでしたが、癒しが始まるのはもっとも単純なこと、愛からなのです。

シェリル・オデル

数年前の私には、生きたいという欲求がまるでありませんでした。このマインドセットのために、病院に二度入りました。若い少女（七〜一三歳）だった私は、絶えずネガティブな考えに襲われていて、その考えは正しいと思い込んでいました。それが自分だと信じていたのです。そのため、私は自信喪失と、不安、自分や他人への否定的な見方に満ちて育ちました。

両親の離婚後、七歳のときに児童保護サービスが母から私を奪い、その後は母との連絡が途絶えました。私は、うつ病、薬物乱用、アルコール依存症に生涯苦しんだ父との依存関係にあることに気づきました。私は父を救うのは自分の役目だと思っていました。父は私をエンジェルとか、自分が生きる理由だとか呼び、父が不幸であればあるほど、私は自分の失敗を感じたのです。

いろいろなレベルで、父との関係は非常に意味のあるものでした。父は私に愛情、親切、勤労、感受性、気遣い、他にも今の私の一番良いところをなす特質を、たくさん示してくれました。ただ、父は悩んでいて、子供の私は全部自分のせいだと思っていました。母との連絡も考えましたが、父がひどく悲しんだり、怒ったりするでしょうし、母とは距離があり、彼女自身も飲酒の問題を抱えていました。これは母が無関心だからだと私は誤解していました。母が苦しんでいるとは知らなかったのです。私は途方に暮れていました。

私は、自分への非難と世の中への非難を行ったり来たりしていました。自分を責めてしまい、他人には怒りを感じて、それで落ち込んでいました。ついにはこうした考えや思いが、何ヵ月間も毎日、毎秒、襲ってくるようになりました。人生は悲惨でした。圧倒的な罪や怒りや悲しみの感情が、非常に大きな間違いを私に犯させました。二度、いのちを絶とうとしたのです。私は一三歳でした。

処方薬を過剰に摂取し、目が覚めたときは病院にいました……。そして、うまくいかなかったことに、ひどく困惑しました。即座に、チャンスがきたらもう一度やろうと決心しました。強制的に州立のメンタルホスピタルで三日間過ごさねばなりませんでした。ひどいなんてものではありませんでした。数週間後、私は二倍の量の薬を飲んで、もう一度自分のいのちを奪おうとしました。このときは、ほとんど成功しかけました。

医師は両親に、私がその晩持ちこたえられないだろうと伝え、牧師さんが呼ばれました。ですが、二日後に私は昏睡状態から目覚めたのです。

私のメンターだったライアンが有名な人たちのビデオを流してくれました。そこでは一人ずつ「やあ、シェリル」「大丈夫ですか」「みんなであなたのことを思っているよ」と語っていました。そして、どういう訳か、これが私の苦悩に希望と喜びをもたらしました。

大好きな俳優やプロテニス選手が、ビデオで私に話しかけていることにすっかり啞然とし、一瞬、私は精神的苦境から抜け出したのです。あの瞬間、ショックで戻ったのです。すると、ライアンが言いました。

「これが生きるための秘訣だよ。君がビデオを見るために、君の頭のなかのウソからはじき出ることができるなら、いつだってパチンと出て、現実に戻ってくることができるってことだよ。何も問題のない今この瞬間にね。人生は素晴らしい可能性を秘めた場所だ」

そのときコインが落ちました。私の考えのなかの惨めさと、そこから抜け出てその瞬間に戻ったときの感覚との差を、私は知りました。

ライアンは、私の考えはすべてウソだと教えてくれ、そうした考えが浮かんだら書き留めておくよう提案しました。そして、私が自分自身の人生で幸福を見出すだけでなく、他人が同じように幸福を見つける手伝いがきっとできると誓いました。「この痛みは君に起こったもっとも大きなことになるだろう。君の全人生を変える最初のステップだ」

私がもっとも脆弱な瞬間にあったあるとき、私はもうこれ以上こんな思いを持ちたくない、幸せになれるならなんでもしようと決心しました。つまり、生きるという選択をしたのです。ついに私は人に心を開き、するとすべてが変わりました。私は希望を手に入れ、信頼し、挑戦しました。

頭に浮かぶ「ウソ」をすべて書き出すことは、私をそれらから解放してくれました。最初は一時的でしたが、最後には完全に解放されたのです。後には、こうしたウソと並べて「本当」を一覧にするようになりました。その瞬間の現実と、頭の中を繰り返しめぐる「ウソ」の著しい対照によって、物事はずっとクリアになりました。ジャーナルを書き始めると、私のネガティブな考えに屈するのはさらに難しくなりました。それが本当でないという事実が私には明白だったからです。

結局、これによって私は瞑想と呼ばれる新しい対処方法を身につけることができ、私の人生は変わりました。もう病院のベッドにいた、人生への希望も、頭の中に溢れる考えに打ち勝つ力も持たない、悲しい女の子ではなくなっていました。自分自身を自分の考えから切り離すことができるようになると、物事を非常に明瞭に見られるようになりました。幸福は今、私の選択肢のひとつなのです。私が直面していた逆境に、私がコントロールされることはもはやなく、それらはより深く意義深い人生のための燃料となりました。はじめて私は自由になり、私のネガティブな考えに私を支配する力はありませんでした。消え去った訳ではなく、力を失ったのです。本当にありがたいことです!

瞑想によって、私はこうしたまったく新しい生き方に目覚めました。後ろ向きさを手放し、正しいことを行い、一生懸命になり、あらゆる瞬間に感謝すると、幸せが手に入るようになりました。このような平穏さは以前は感じたことがありませんでした。病院を出た後の逆境はそれまで以上でしたが、瞑想がそれらに穏やかに対処する心の穏やかさを与えてくれ、苦しみを成長の機会へと変えてくれました。

今では、瞑想は間違いなく私の人生でもっとも有力なツールです。瞑想は私が濁った見方を抜け出て、自分自身を見つけるのを助けてくれました。まるで子供のようなあらゆるものへの愛情が再び私に戻ってきました。もはや何も私を傷つけることはありません。それは私が過去を「頭の中のウソ」と見ていたからです。ですから、世の中に何かひとつ私が言えるとしたら、それは「あなたはあなたの考えとは違う」ということでしょう。

病院を出ると、いろいろな人から父とは二度と口をきいてはいけないと言われ、憤っていた部分の私はそれに同意しました。しかしライアンは、痛みに向かって進むこと、手放して、違いや恨みや非難を解決することで、愛を見つけられるのではと言いました。時間がかかりましたが、私はそのうち、毎日、父に電話やメールをするようになりました。私は母とも父とも、そして一番大事なこととして自分自身とも、関係を再構築することができたのです。

ある親切な家族が私を家に招待してくれたのですが、彼らの無条件の愛には永遠に感謝しています。支援プログラムを通して、私は有意義な会話をもち、心を開いて自分の苦しみに正直であること、きちんと食事をすることできちんと感じること、マインドフルネスを使うことを学びました。また、人生における選択の一つひとつがいかに重要で、より良い選択によってどんなに気持ちを上げられるものか、気がつきました。何よりも、同年代、そして年下や年上の人々との深い関係を築くことができるようになったのです。友情関係はじつに多くの喜びで、人生を満たしてくれています。

特に私が感謝しているのは、両親との関係を修復してきたことです。母は、生活をすっかり変え、三年間の自宅軟禁プログラムを終えたところです。この間、ずっと禁酒していて、私たちは今までで一番仲良しです。このような辛い状況を利用してこんなに大きな成長をもたらすことができるとは、驚きです。

私の感情や思考は、何度も、父のことはあきらめるように言うのですが、瞑想と呼吸法と手放すことに助けられて、私たちは癒えてきました。父が完璧になったとは言えません。ただ、今では、父が何をするにしても、私自身のなかに幸福を見つけるのが上手くなりました。電話で彼にしっかり耳を傾けながら、否定的な考えは捨てられるようになりました。

朝六時に父が他界したとの電話を受けたときには、打ちのめされました。最初はショックのためで、次には、私が父に対応できた方法と、最後の二年間はどういう訳か父を本当に愛するようになれたことへの感謝によってです。それが最後の機会かのようにして、父にメールや電話をしなかったことは一日たりともありませんでした。父を、私たちを、あるいは私を見捨てなかったことがとっても嬉しかったのです。振り返ると、神様が父の最期の瞬間に向けて私を準備させてくれていたように思います。私の心は本当に穏やかでしたし、父も同じでした。彼の最後の言葉は、こうだったらしいです。「シェリルにすまなかったと伝えてくれ。それから、どれほどあの子を愛しているかを」

いったん怒りを捨てて正しいことをし始めたら、すべてが想像以上に良い方向に進みだしたのは驚きです。文字通り、マジックです。

いのちを絶とうとしてから三年になります。最初は手放すのも悪癖を止めるのも難しかったですが、今では、やってみたらこんなに嬉しいことはありません。人生これ以上良くなりようがないと思うと、さらに良くなるのです。苦しみを心のやすらぎに変えられるよう私の人生に来てくれた人々や知恵への感謝や喜びから、気づくと自分が泣いていることがよくあるのです。

父の存在を私はいつも近くに感じています。一番良い時の彼です。そして私は、両親が与えてくれたすべてを、私が今手にしているギフトとして見ることができるのです。これ以上はないほど感謝しています。あの経験のすべてが人生のサイクルや愛の力についての素晴らしい視点を私に授けてくれました。

私は望んでくれる誰とも有意義な会話を求め、行うようになりました。人々や人生が与えてくれる驚くべき物事のすべてを見るようになりました。私が聴くミュージック、観る映画、一緒にブラブラする人々などの何もかもに心を揺さぶられます。父にも、母にも、友人にも、私が所属している青少年育成財団にも、とても感謝しています。

私は痛みから逃げ出すのではなく、痛みに向かって進むことで、破れた心を癒すことができたのだと思います。今では、自分のなかのベストとつながっているときしか、他の人に自分のベストを与えることはできないのだとわかります。瞑想を始め、人生でできるだけ努力するようになって、私の人間関係はものすごく改善しました。特に、両親と友人との関係です。

授業は終わりました。私たちは互いに別れを告げます。

プレゼンテーションの後、これまでの授業の振り返りをみんなでシェアしました。そのいくつかを紹介しましょう。

ジェローム

死への意識を持つことで、私は日常の小さな出来事に感謝することができるようになりました。いままでは見過ごしてきた日常のことを心をこめて、注意深く行う意識が高まったと感じます。

卒業後、何か偉業を成し遂げなければならないと思い、多くのプレッシャーを感じていました。しかしこのクラスは、人生の使命は何かを理解させてくれました。両親は私にオバマ大統領のようになってほしいと望んでいますが、私は金持ちになりたいわけでも有名人になりたいわけでも権力を持ちたいわけでもありません。両親を愛していますが、彼らの幸せのためだけに人生を生きる必要はないのです。

死を感じることで、私は本当にやりたいことできることをする勇気が必要であることを思い出すことができます。私たちが限られた時間しか生きられないという現実を考えると、自分で本当に重要だと考える仕事をすることを決意しました。私は南シカゴの学校で教師になり、教育で成功したい子供たちのロールモデルになりたいと思っています。両親は私の選択に失望するかもしれませんが、若い人々が学ぶことを手助けする以上に重要な仕事はないと信じています。

エリカ

授業を通して、スタンフォードには私と同じような経験を共有し共感できる他の学生がいることを学びました。他のクラスメートも言っていたように、私にとってこのクラスは、教授やクラスメートと意味のある会話をした初めてのクラスになりました。

私がここで学んだいちばん大きなことは、人生は短いので、時折立ち止まって周りのものを楽しむ必要があるということです。つねに生産的なことをしている必要はないのです。ときには立ち止まり、日常の小さなこと、友だちや家族と楽しむ時間を意識してつくろうと思います。

このクラスが終わった今、私自身、これから社会に出て、同じようなコミュニティを築くことができればと考えています。卒業後、私は他のＮＰＯや政府機関と協力し、地球環境保全の活動をする組織に参加する予定です。

ティファニー

授業を通じて、私は自分がほかの人を癒す存在になれることに気づき、自分が成長できたことに感謝しています。私のような移民の両親を持つ子どもたちは、トラウマを何度も経験します。これはまだ受け入れるのが怖い現実ですが、トラウマが存在し続ける限り、それを受け入れなくてはいけません。しかし、もう大丈夫です。先生や素晴らしいゲストスピーカーが、トラウマを生き抜くのに役立つ真実の物語を教えてくれました。私も彼らのように今を生きたいと思います。

両親は私にロースクールに行くことを期待していました。彼らが今まで私の教育のために多くを犠牲にしてくれたので、私は両親に、ロースクールに志願していないことを長い間伝えられませんでした。彼らを失望させたくなかったからです。

しかし、このクラスの体験は、私に自分の情熱を追求し、両親に真実を伝える勇気を持つ後押しをしてくれました。私は心理学が大好きなので、移民コミュニティの中で精神的に問題を抱えた人々を助ける心理学者になりたいと思っています。幸い両親は、最終的に私のキャリア選択を理解し支持してくれました。私はこれから臨床心理学の大学院に進学します。

カーレド

このクラスは私の人生のハイライトの一つです。今学期は本当に辛い時期で、二人の愛する人たちに裏切られ、一人友だちが亡くなり、私も心の傷を抱えていました。自分自身にとって、大学に来ることが難しい時もありましたが、このクラスは私にとって非常に重要な癒しの場となりました。何よりも、このクラスは私が今学期の一番暗い時期に希望を見つけるのに助けになりました。自分のベッドから出るのが難しい時が何度もありましたが、難しい気持ちをいつも一人で抱えなくてもいいと自分に思い出させました。

スタンフォードに入学したとき、私はエンジニアにならなければならないと思っていました。エンジニアリングは好きですが、それをやっていたのは部分的には両親を幸せにするためでした。インドの家庭では、「子供たちの将来は医者かエンジニア以外にない」と親が子供によく言います。しかし、このクラスは私に自分が望むことをより深く考えるように促してくれました。期待されていることではなく、自分がやりたいことについて深く考える。

だから私はそうします。まだ将来を確定させたわけではありませんが、愛と希望を持って、さまざまなことを探求していきたいと思います。

ジョージ

何がうまくいかないかに真剣に向き合い、そこから成長する一〇週間でした。私はクラスがこんなに「リアル」であり、生き生きとしているものになるとは予想していませんでした。クラスのセッションのどこでも難しい話題を避けたことはありませんでした。

PTSD（心的外傷後ストレス障害）と診断されて以来、私は自分の人生を孤独な旅として物語りがちでした。しかし、クラスメートがもたらした率直な議論、および私たち全員が互いに共有した親密さと脆弱性は、私が人生を見る方法を変え、私自身を解放し、希望を見つけました。喪失、許し、トラウマ、アイデンティティに関する素晴らしい知識を見つけました。

そして、私は今、終末医学と仏教の聖職者への新しい人生の道を歩んでいることを確信しています。私は今、恵まれていると感じています。ありがとうございます。

ルイーズ

私は自分自身との調和が以前より取れていることに気づいています。奇妙なことかもしれませんが、今まで私は自分自身を自律型の機械のように見ることがありました。仕事をこなし、用事を済ませ、責任を果たす機械。でも授業で私は、止まること、呼吸すること、存在することを学びました。

このクラスは私に人生の新しいツールを提供してくれました。先生が言っていたように、大学では人生やどのように良い人になるかについては教えてくれません。しかしこのクラスは違いました。電気工学の概念、例えばベッセルフィルターの設計方法やオイラーの恒等式の使い方などは時間が経つと忘れるかもしれませんが、このクラスでの学びはいつまでも忘れないでしょう。私はこのクラスを通じてより大きな人間性を持つことができたと確信しています。

私は電気工学の学生であり、娘、妹、友だちでもあります。私は自分の人生を充実させるこれらの異なる役割をバランスさせる方法を見つけたと思います。

これからも誰かを気遣い、愛していれば、それを伝えます。混乱したら、日記を書きます。圧倒されたら、呼吸します。素晴らしい一〇週間をありがとう。

スタンリー

このクラスでの対話は、人生で本当に重要なことを思い起こさせてくれました。死を受け入れ、死を受け入れることでより生きていると感じる生き方についての考えは、私に大きな影響を与えました。私たちは世界が深刻な問題に直面している時代に生きています。世界中で多くの人々が、尊厳と基本的な権利を奪われ続けています。

災害、死、苦しみが常態化する時代に、死を受け入れることで生を見つけることができるという考えは、力強いものです。この哲学は危機の時代に立ち向かい希望を持って生きることを可能にします。

クラスでの学びは、人々が物事を良くしようとするための考え方と在り方を促進するのに役立つので、それに参加できて感謝しています。

私自身は卒業後、ワシントンD.C.に行って政府機関で働き、ネイティブアメリカン保留地域の支援を行いたいと考えています。

ガビ

このクラスの最終プレゼンテーションでは、若いころに好きだった二つのこと、詩と写真に戻ることを決めました。詩をいくつか書き、写真も撮りました。プレゼンテーションではいくつかの詩を朗読しました。詩を仕上げた後、受け入れられるかどうかについて緊張していましたが、クラス全体がとても歓迎してくれる雰囲気だったので、そもそも自分が他人の評価を気にしていたこと自体、馬鹿げていたと気づきました。

私は歳を重ねるごとに他の人が何を思うかを気にするようになっていました。しかしこのクラスでの活動は、そんなことを気にせずに自分の創造的な作品を発表するのに躊躇などすることはないということを教えてくれました。

このクラスでいままでより、個々の人の違いに気づくようになりましたが、それらの違いが私たちを分けるための壁になるとは感じません。何よりも、マインドフルネスとハートフルネスの教えに深く共感しています。これらのアイディアが、私が最良の自分になるための一歩を踏み出す手助けをしてくれると感じています。

私は医学が大好きですが、詩と写真も愛しています。これらをキャリアと人生でどのように組み合わせるかを見つけたいと思います。アートや音楽療法のようなものが、仕事で両方の要素を融合させる方法かもしれません。そこで、私はコロンビア大学のナラティブメディシンプログラムに行き、そこから医学部に進む予定です。

皆が順番に話した後、沈黙が広がり、全員が私に向き直ります。私は彼らがどれほど美しいか、別れが悲しいか、そして彼らと貴重な瞬間を共有できて嬉しいかを伝えます。別れは甘い悲しみです。

私はかつて学生が私に尋ねたときの話をします。「あなたの人生でいちばんの瞬間は何でしたか？」と。躊躇せずに、「今がいちばんだ」と即座に答えたのです。そして今、同じ質問をされたら、まったく同じ答えをするでしょう。私はこの瞬間を大切にしています。

私は彼らを信じていて、どんな困難が彼らに訪れても彼らは大丈夫だと信じています。最後は歌で締めくくります。

私は手を差し伸べるよ
私はあなたが行うすべてを信頼している
ただ私の名前を呼んで
私はそこにいる

授業は終わります。学生たちは、それが永遠に続くことを望んでいるように見えます。しかし、徐々に部屋は空になり、私だけが残ります。過去数週間に起こったことを振り返ります。これが私のライフワークです。

私は彼らがここで学んだことは、これからの彼らの人生に永遠に影響を与えるだろうと思っています。私たちはすべてつながっています。ここで学んだ人生の教訓を、いろいろな場面で行動や言葉を通じて他の人に伝えていくでしょう。そして、それらはさらに他の人に伝えられていくでしょう。私は知恵、思いやり、信頼の波が時間と空間を超えて広がっていくことを確信し、安心感と希望を感じています。

謝辞

この本は、私の授業に参加してくれた学生たち、ゲストスピーカーとして登場してくれた人たち、そして、執筆を通じてサポートしてくれたすべての方々のおかげでできあがっています。彼らには大きな感謝の念を抱いています。

本のアイディアは講談社の編集者、田中浩史氏から出てきました。彼は「スタンフォード大学の授業について書きませんか」とすすめてくれました。長年の友人である松井道男氏も本書の執筆を奨励し励ましてくれ、完成まで絶え間ないサポートを提供してくれました。翻訳チームの坂井純子さんと麻畠里子さんは、私の英文を素晴らしい日本語に変えてくれました。

妻のちなには、特別に感謝の意を表します。この重たいテーマについて書く難しい日々を支え、困難な時期を乗り越えるよう励まし、苦しみと喜びの深みを探求する中で、安定した平和な日々を提供してくれました。

私の恩師や指導者となってくれた方々には、永遠に恩義を感じています。私は単純に、多くの人々から学んだことを伝えているに過ぎません。

二〇二四年二月

スティーヴン・マーフィ重松

JASRAC出2401079-401

【著者】

スティーヴン・マーフィ重松

Stephen Murphy-Shigematsu

心理学者。スタンフォード大学ハートフルネス・ラボ創設者。同大学ライフワークス統合学習プログラムの共同創設者。日本で生まれ、アメリカで育つ。ハーバード大学大学院で臨床心理学博士号を取得。1994年から東京大学留学生センター（現・グローバル教育センター）、同大学大学院の教育学研究科助教授として教鞭を執る。その後、アメリカに戻り、スタンフォード大学教育学部客員教授、医学部特任教授を務める。現在は、医学部「Psychiatry and Behavioral Sciences」（精神医学·行動科学学科）で、教育イノベーションプログラムを実施。同プログラムでは、マインドフルネスに創造的な表現、変容をもたらす学びを統合させたハートフルネスを導入し、伝統的な智慧とアメリカの最先端科学を取り入れながら、生きる力や新しいリーダーシップ、人間力を高める革新的な授業を行っている。スタンフォード大学優秀教員賞受賞。著書に『多文化間カウンセリングの物語（ナラティヴ）』（東京大学出版会）、『スタンフォード大学　マインドフルネス教室』（講談社）、『スタンフォード式　最高のリーダーシップ』（サンマーク出版）、『スタンフォードの心理学授業　ハートフルネス』（大和書房）、『When Half is Whole』（Stanford University Press）など日米で多数。

著者HP https://www.murphyshigematsu.com

【訳者】

坂井純子

（さかい・すみこ）

大阪成蹊大学国際観光学部教授、同大学英語教育センター副センター長。奈良女子大学大学院文学研究科英文学専攻修士課程修了。神戸夙川学院大学准教授、神戸山手大学准教授などを経て現職。

麻畠里子

（あさばたけ・さとこ）

東京都生まれ。高校卒業後渡米。カリフォルニア州、ニューメキシコ州、ニューヨーク州で芸術と音楽を学ぶ。2024年4月より昭和女子大学附属昭和中学校・高等学校英語講師。

スタンフォード大学《だいがく》
いのちと死《し》の授業《じゅぎょう》

2024年3月27日　第1刷発行

著者　スティーヴン・マーフィ重松《しげまつ》

訳者　坂《さか》井《い》純《すみ》子《こ》・麻畠《あさばたけ》里《さと》子《こ》

発行者　森田浩章

発行所　株式会社 講談社
東京都文京区音羽2丁目12-21　郵便番号112-8001
電話 編集 03-5395-3522
販売 03-5395-4415
業務 03-5395-3615

ブックデザイン　nimayuma Inc.

印刷所　株式会社新藤慶昌堂

製本所　株式会社若林製本工場

ISBN978-4-06-535443-8　382p 19cm